# 瑜伽體位法

## 不只是做動作

從瑜伽典籍＆印度哲學，深入瞭解
調合身心靈的脈輪理論＋阿育吠陀醫學

**精進瑜伽的自我療癒之道！**

日本 Natural Healing Center
西川真知子◎著



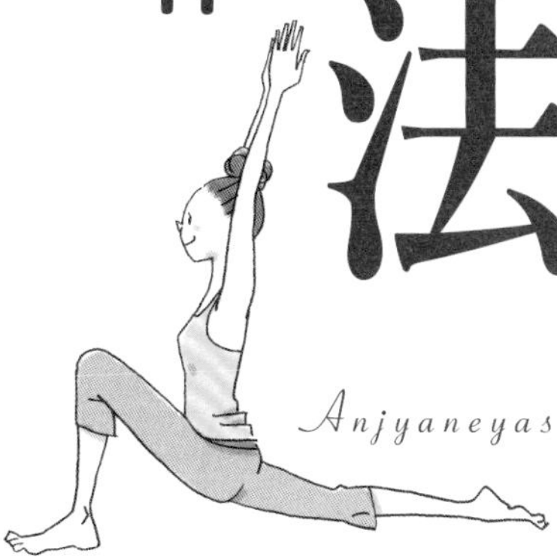

*Anjyaneyasana*

*Vata Kapha Pitta*

參考資料①

# 維繫人體的三種「Dosha（體質）」

→詳細說明請見 P 19

| 體質 | Vata 風型 | Pitta 火型 | Kapha 水型 |
|---|---|---|---|
| 能量 | 風能量 | 火能量 | 水能量 |
| 五大元素 | 風・空 | 火・水 | 水・地 |
| 特性 | 輕盈、流動、快速、冰冷、乾燥性、不規則性 | 熱、敏銳、快速、流動性、微油性 | 沉重、遲緩、冰冷、安定性、油性 |
| | ※風型與水型共通，具快速特性；火型與水型共通，具油性特性；水型與風型共通，具冰冷特性。 | | |
| 流通體內的位置 | 下腹部、全身、頭部 | 腹部 | 鼻・咽喉至胸部、關節 |
| 對身體的作用 | 運動能量（血液與體液的流通、排泄） | 轉換能量（消化、代謝） | 構造能量（體力、免疫力） |
| 影響最顯著的器官 | 心臟等循環系統、神經系統、泌尿・生殖系統 | 胃・十二指腸等消化器官、肝臟、皮膚、血液 | 脂肪細胞、呼吸器官、關節、淋巴組織 |
| 對於身心平衡的作用 | 開朗、敏銳、具備豐富的發想力、適應力強、理解速度快、行動敏捷、傷口癒合速度快、身材苗條纖瘦 | 具知性感、熱情洋溢、勇敢、具提拔別人的能力、富有挑戰精神、愉快進食、順暢排便、身體柔軟、皮膚與瞳孔明亮有光澤感 | 慈祥和藹、犧牲奉獻、堅忍不拔、心情穩靜、體力持久力俱佳、性感迷人、皮膚白皙光滑、頭髮亮麗潤澤、睡眠品質良好 |
| 過剩時對於身心的影響 | 心情動盪、心神不寧、情緒緊張、易衝動、心靈空虛、焦慮失眠、腹部脹氣、肌膚乾燥粗糙、手腳冰冷 | 暴躁易怒、吹毛求疵、叛逆不羈、完美主義、愛慕虛榮、眼睛充血、散發口臭體臭、胸口灼熱、消化不良、腹瀉、青春痘等肌膚問題增加、易流汗 | 個性變得更執著、草率、保守、遲鈍、嗜睡、倦怠、流鼻水・鼻塞等過敏性鼻炎、痰增多、易發胖、易浮腫 |
| 有助於調節平衡的瑜伽動作 | 前彎 | 扭轉 | 後彎 |

參考資料❷

# 人體的能量場「脈輪」

→詳細說明請見P24

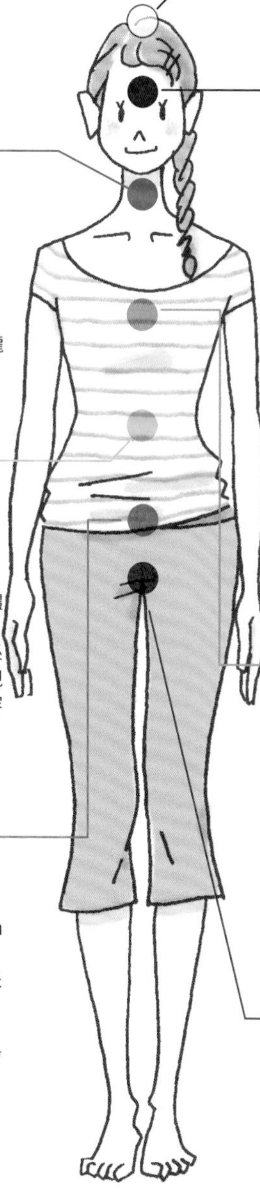

第7脈輪

## 頂輪 Sahasrara cakra

位置 ● 頭部頂點
梵語 ● Sahasra意思「千」，完整意指長出千片花瓣的蓮花。
與人體的關係 ● 與右腦、左腦、松果體有關。失調時會出現慢性疲勞現象。

第5脈輪

## 喉輪 Vishuddha cakra

位置 ● 喉部
梵語 ● Vishuddha意思是「清淨」。
與人體的關係 ● 與甲狀腺、副甲狀腺等有關。失調時喉嚨會不舒服，溝通能力衰退。

第6脈輪

## 眉心輪 Ajna cakra

位置 ● 雙眉之間
梵語 ● Ajna意思是「命令」。
與人體的關係 ● 與眼睛、神經系統、腦下垂體有關。失調時，覺察力、創新力會鈍化。

第3脈輪

## 臍輪 Manipura cakra

位置 ● 肚臍至心窩一帶
梵語 ● Mani是「寶珠」，pura是「都市」，完整意指人體的「寶石都市」位於肚臍一帶。
與人體的關係 ● 與消化系統、脾臟有關。失調時會出現便祕、腹瀉等現象，失去包容別人的氣度。

第4脈輪

## 心輪 Anahata cakra

位置 ● 胸部
梵語 ● Anahata意思是「牢不可破、永不止息」。
與人體的關係 ● 與胸部至手部、胸腺有關。失調時會出現心臟、手部活動受限的狀況，容易以自我為中心。

第2脈輪

## 生殖輪 Svadhisthana cakra

位置 ● 丹田（肚臍下方10cm處）
梵語 ● Svadhisthana意思是「Prana（氣）的根據地」。
與人體的關係 ● 與生殖器、膀胱、腎上腺有關。失調時會失去幹勁，下半身浮腫。

第 1 脈輪

## 海底輪 Muladhara cakra

位置 ● 會陰部位
梵語 ● Mula意思是「根本」。
與人體的關係 ● 與腎臟、腎上腺、生殖器官等有關。失調時會身體虛冷，下肢無力。

參考資料③

# 本書中引用的主要印度典籍

## ●關於聖典——《吠陀》（Veda）

| | | |
|---|---|---|
| 《吠陀》 | 意指無始無終的宇宙睿智。<br>紀元前1000年至500年間編撰的婆羅門教聖典之總稱。<br>是將從前長時間口耳相傳的知識內容以梵文記錄下來，編撰成流傳後世的典籍。「吠陀」在梵語（古印度的語言）中意指「知識」。2009年登錄為無形文化資產。<br>「吠陀」可分為「本集」、「梵書」、「森林書」、「奧義書」四個部分，且各部分還可細分。 | |
| 吠陀的四個部分 | 本集 | 吠陀的主要部分，集錄讚歌、祭詞等。 |
| | 梵書 | 吠陀中說明祭祀科儀、讚歌、祭詞意思的部分。 |
| | 森林書 | 編寫於「梵書」之後。包括祭祀科儀的解釋與哲學性部分。 |
| | 奧義書 | 指裝飾「吠陀」最後的哲學性部分。包括最古老的《唱贊奧義書》、《廣林奧義書》，中期的《死亡奧義書》等。 |

## ●哈達瑜伽（Hatha Yoga）的兩大聖典

哈達瑜伽……指透過瑜伽體位法（梵語Asana）與呼吸法調節身心，是現代人最熟悉的瑜伽元祖流派。Ha意思是「太陽」、「吸氣」，tha意思是「月亮」、「吐氣」。繼而又發展出動力瑜伽（Power Yoga）、整體瑜伽（Integral Yoga）、阿斯坦加瑜伽（Ashtanga Yoga）。

| | |
|---|---|
| 《哈達瑜伽經》<br>Hatha Yoga Pradipika | 被認定為哈達瑜伽最根本的經典。16世紀的瑜伽修行者斯瓦米拉瑪（Swami Rama）撰寫，由體位法（Asana）、呼吸法（Pranayama）、手印（Mudra）、冥想（Samadhi）四個章節構成。 |
| 《葛蘭達本集》<br>Gheranda Samhita | 17世紀葛蘭達撰寫。加上同時期撰寫的《濕婆本集（Shiva Samhita）》，合稱「哈達瑜伽三大教本」。 |

## ●其他聖典＆經典

| | |
|---|---|
| 博伽梵歌<br>Bhagavad Gita | 聖者維亞薩（Vyasa）於紀元前5世紀至前2世紀間撰寫的敘事詩。 |
| 羅摩衍那<br>Ramayana | 古印度長篇敘事詩。詩人蟻垤（Valmiki）於3世紀左右編撰。 |
| 遮羅迦本集<br>Charaka Samhita | 阿育吠陀的古典籍。由遮羅迦（Charaka）於3至4世紀左右修訂的內科醫典。 |
| 王者啟明之歌<br>Ashtavakra Gita | 撰寫時期不明。是由吠檀多學派不二一元論（Advaita Vedanta）教義彙整而成。 |

# 序

「瑜伽體式到底有多少種？」你有過這樣的疑問嗎？

據古印度相關教義中記載，瑜伽體式種類多達八萬四千種。

「又是印度的說法，會不會太誇大其辭呀！」「嗄！一個人學得了那麼多瑜伽體式嗎？」一邊驚訝瑜伽體式種類之多，腦海裡是不是浮現了這些想法呢？

**八萬四千這個數字，其實是指生物的數量。**

瑜伽體式本就是從模仿生物的姿態與形狀而來，因此進行瑜伽活動是希望透過身體的「模仿」，亦即透過身體去「模仿→學習」被人們遺忘的生命力與生存智慧。

以「山式」為例，誠如實際練過瑜伽的人所瞭解，山式確實只是一個站著就能完成的瑜伽體式（順便一提，古印度文明認為山、河等大自然也是生物＝生命體）。雙腳距離的寬度、手的位置……等，做山式動作時，即便照顧到這些所有細節，外表看起來也只是站著而已。

但事實上，從具體地想像著「山」的那一刻開始，「只是站著」的動作，已經超越了時空，深深地影響著身體與心靈。

假設你現在正為了眼前的問題而心煩意亂，或發現自己的領域被別人侵犯而想發脾氣，這時候，請你開始做「山式」動作，想像「倘若我是一座山，我到底該怎麼做？身為一座山，我會心亂？會生氣嗎？」

山高高地聳立著，四周有遼闊的山腳圍繞著。山屹立不搖，傲視群峰。即便有人毫無顧忌地闖入或踐踏自己的領域，山依然文風不動，絲毫不會動搖。

站在人類的角度理性分析，可以理解「山式」是藉由調整姿勢取得平衡的瑜伽體式。但倘若你是站在模仿山、向山學習的立場思考，那麼你早已超越之前的「只是擺姿勢」的行為，你已經出現了嶄新的變化。若能夠徹底地成為一座山，你就不會動搖、生氣，能夠找到妥協折衝的平衡點。

瑜伽體式是有助於內化模擬自然界現象以及動植物、聖者等實體，藉此獲得嶄新啟發的手段。

現在的我擁有一副非常健康的身體，但小時候卻曾罹患瓣膜性心臟病，經常想到死亡，是一個相當奇特的女孩。或許是與這段病史有關吧！我對探究「生與死」、「宇宙與自己」的印度與西藏哲學特別感興趣，因此才決意飛往印度與西藏，與來自世界各地的Yogi（男性）、Yogini（女性）瑜伽修行者交流。

我最敬愛的師父是偉大的喜瑪拉雅聖者——斯瓦米・悉瓦南達（Swami Shivananda）三大弟子之一的斯瓦米・薩吉達南達（Swami Satchidananda）。他是一位完全改變生活型態，全心投入瑜伽，努力修得Integral Yoga（整體瑜伽）後發揚光大的了不起人物。在本書第三章中，也將有更詳細的介紹。

我從師父那裡獲得無上智慧，並承蒙師父賜給瑜伽名號後，遵從師諭：「回日本，當個『瑜伽戰士』，弘揚瑜伽去吧！」至今一直積極地推廣瑜伽，並宣揚與瑜伽形同姊妹的阿育吠陀醫學理念。

瑜伽孕育自印度哲學，在漫長的發展過程中不斷地產生各種變化，目前已推廣至全世界。

在長期觀察日本瑜伽普及過程與歷史後，我認為印度宣揚瑜伽理念的貢獻自不待言，而日本瑜伽界前輩們的努力與功勞也非常值得尊敬。然而，現代的日本無論環境或價值觀，都與古印度時期大不相同，想將維繫瑜伽根本的哲學與世界觀重新納入瑜伽理念，一定更加困難、更難融入吧！

理論上，必須先確實做好瑜伽體位法的想法並沒有錯；但若只是這樣就結束，那也未免太可惜了！因為瑜伽哲理中，蘊含著可豐富人們日常、適合廣泛運用的智慧。

因此，本書將借助以《吠陀》為首的印度聖典，並引用瑜伽大師們的剖析理論，盡量簡單明瞭地談談瑜伽體位法的意涵&理論。

就像過去聆聽師父闡述道理時一般，篇幅中將盡量避免使用艱深詞藻，希望如同親切聊天般，以最幽默的方式傳達瑜伽理念。

瞭解瑜伽體位法的起源與意涵，就能得到更多實踐瑜伽的靈感。其次，瑜伽前輩們留下的至理名言與聖典中記載的智慧，對於生活在現代，想提升瑜伽層次，卻懷著種種煩惱的人們而言，將是激發瑜伽熱情的莫大助力。

其次，除了探討瑜伽理論外，本書中將透過被稱為瑜伽姊妹科學的印度傳統醫學阿育吠陀更進一步地印證。希望能幫助你更深入地瞭解脈輪、Prana（生命之氣）構成的瑜伽身體、瑜伽生命。

聖者錫如穆拉（Thirumoolar）在闡述瑜伽真理時曾說過一句話，大意如下：

「即便修行瑜伽八千年，你也達不到光的境界吧！」

聽起來似乎很令人困惑，既然如此，那追求、實踐瑜伽的意義何在？撰寫本書就是希望能幫助你解開謎團，一窺答案端倪。

來吧！請往瑜伽世界踏出一步吧！我一定會竭盡所能地幫助你，讓你的瑜伽之旅更加愉快、更有意義。

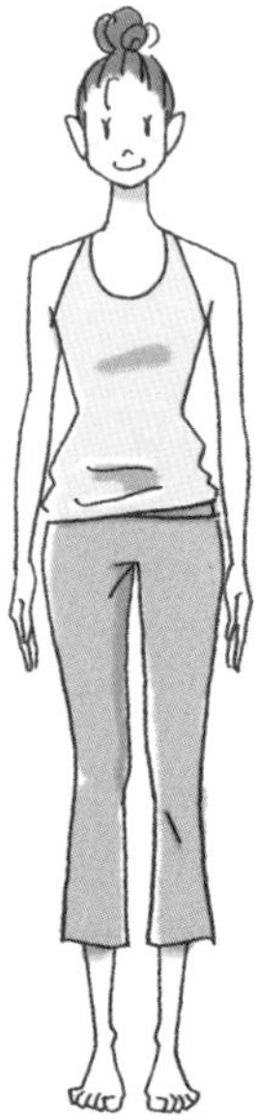

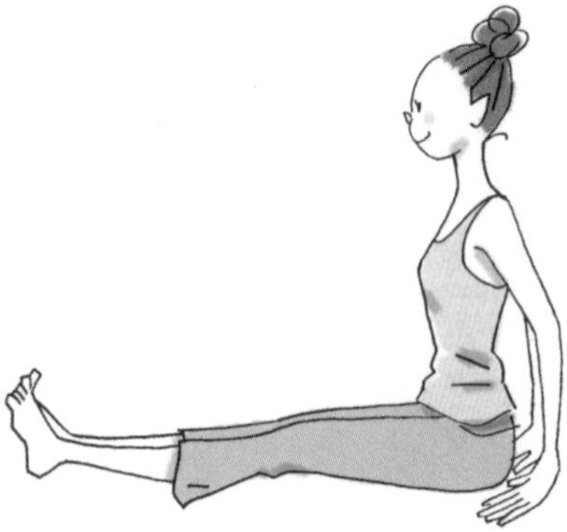

## 臥姿體位法 176



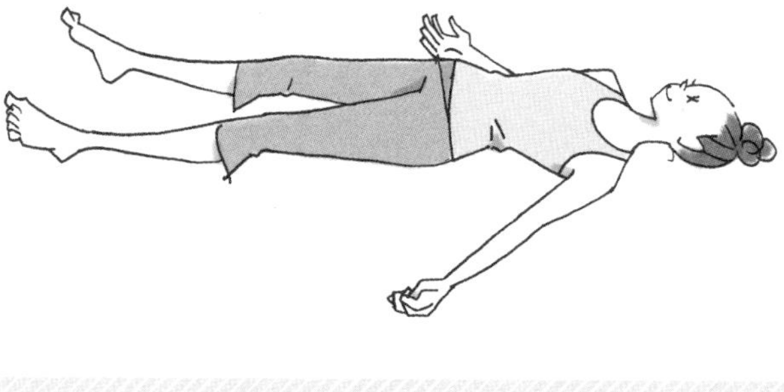

# 第3章 遇見瑜伽大師

第 1 章

# 練習
# 瑜伽體位法
# 之前

在具體解說瑜伽體位法與體式動作之前，將透過首章先來談談，閱讀本書後，實際練習瑜伽體式時的五個要點。本章節所說的方法雖然未必對任何時候或任何人都最適用，之所以提出來，是希望能使讀者更順利地邁入瑜伽的世界。尤其是對於剛開始進行瑜伽活動，卻苦於無法靈活地活動身體的人；或在瑜伽活動的過程中仍找不到未來方向的人，都一定大有幫助。

那就準備開始囉！

首先，從瑜伽體位法與人體的關係開始談起。

STEP 01

# 瞭解三個基本動作

## 隨著人類的出生、成長階段而衍生

序文中已約略提過，瑜伽體式多達八萬四千多種。想要馬上瞭解八萬四千種瑜伽體式，數量的確是太龐大了。因此，不如先把這八萬四千多種瑜伽體式稍作分類整理吧！

自古以來，**人類的身體動作都秉持著三大原則**。無論擺出多少種姿勢，實際上還是以三個動作為基本。因此，理解這三個動作，就能輕鬆愉快地做出其他動作。

**最基本的三個動作就是——前彎、後彎、左右扭轉。**

基本上，瑜伽動作也是以這三者為基礎，再加上站、坐、臥、倒轉（倒立）等姿勢而愈來愈複雜。相關動作將留待體位法章節中的各體式專頁做更詳細解說。

這三個基本動作與人類的出生、生長階段息息相關。

胎兒在母親的子宮內時，通常都是蜷曲著身子。出生後成長至六個月左右開始爬行，一歲左右開始搖搖晃晃地學走路。這個過程中衍生出來的就是先前提過的三個動作──前彎（往前彎曲）、後彎（往後彎曲）、扭轉（往左右扭轉）。

請一邊想像人類出生、成長過程中的階段姿態，一邊比對這三個動作吧！

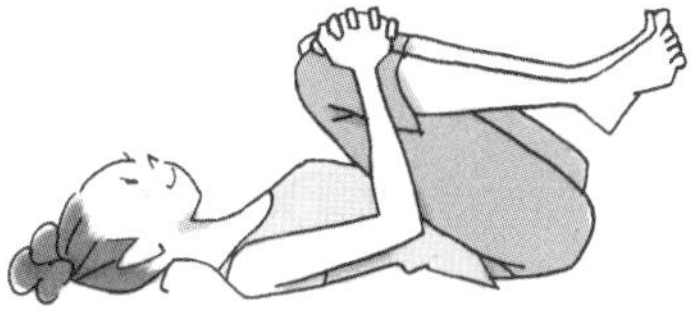

前彎動作

例・胎兒式 》P186

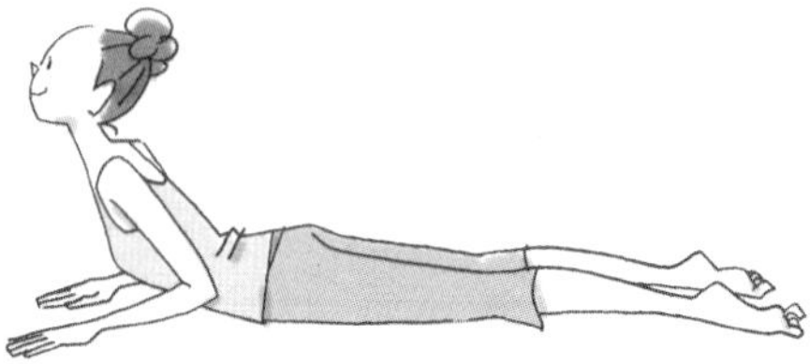

後彎動作

例・眼鏡蛇式 》P224

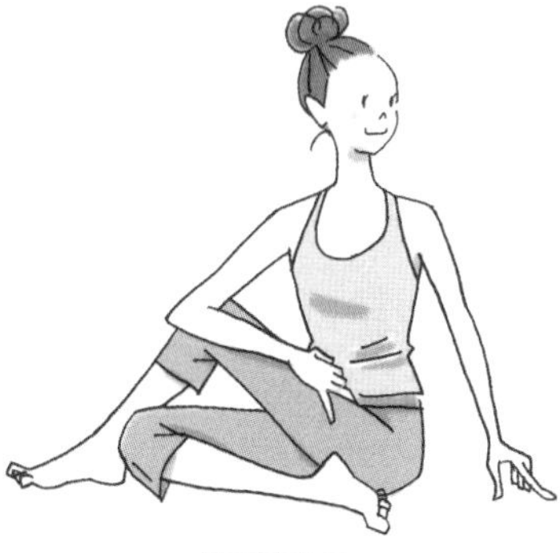

扭轉動作

例・半魚王式 》P122

首先，從前彎體式說起。

練習前彎體式時，容易將心思放在手能夠伸多遠與身體的柔軟度；但事實上，意識應該首先關注的是身心的放鬆。請以腿部溫暖腹部，在全然安心的心境下完成體式動作。

當覺得辛苦或痛苦的時候，人類絕對不會將身體後仰或挺起胸膛，通常都是蜷縮著身子以求得安心感。而前彎體式就像是回歸母親腹中的自然姿態。

以「胎兒式（Pavana Mukutasana）」（P186）為例，仰臥在地板上，雙腳靠近腹部並蜷縮身體，正是宛如在母親羊水包圍守護下而感到無比安心的姿勢。

接著，談談後彎體式。

這是堪稱自信象徵的動作。擴胸後深呼吸，充滿自信地完成動作吧！

一個彎腰駝背、垂頭喪氣的人，就算他說「我很有自信」，應該也沒有人會相信。先挺起胸膛吧！如此一來呼吸變得順暢，自然就會產生自信心。這個動作就像小嬰兒學習爬行時，為了使背脊長得更強壯，抬頭挺胸充滿自信地前進，並漸漸地展現出生命力。

後彎體式以「眼鏡蛇式（Bhujangasana）」（P224）最具代表性，就像五、六個月大的小嬰兒在地板上爬行的模樣。誠如小嬰兒經歷了爬行階段，強化了背脊，挺起胸膛準備站起來面對未來的人生（聽起來是不是有點太誇張呢），眼鏡蛇式確實是能夠讓人源源不絕地湧出生命力的瑜伽體式。

最後，談到扭轉體式。

## 加入複雜度與多樣性，最人性化的體式。

當人能夠靠雙腳站立、自由活動雙手之後，就能夠扭轉身體，伸出與伸展雙手，做出複雜的動作。

瑜伽中最基本的扭轉體式為「半魚王式（Ardha Matsyendrasana）」（P122）。這是最能夠表現出原身為魚的聖者瑪慈耶達拉那他（Matsyendra），在轉世擁有了人類的身體、得到雙臂後，能夠扭轉身體時的那份喜悅之情的瑜伽體式。

STEP 02

## 意識專注於背脊的重要性

### 聳立在瑜伽身體的中心

三大基本動作都以背脊為主軸。

背脊是人體內能量運行的最大通道，是從事瑜伽活動時至為重要的部位。練習瑜伽體式的目的與效果幾乎都是在刺激背脊，若說手、腳部位的瑜伽動作效果都會影響背脊也不為過。

從《續編・瑜伽根本教典》（平河出版社）、《濕婆本集》2・1章節中記載的以下這段話也能解讀出其重要性。

「人的肉體裡有一座須彌山，四周圍繞著七座島嶼。那裡有河、有海、有山、有田地、有領主。」

這段話中的「須彌山」就是指背脊。

位於背脊的「七座島嶼」則是意指脈輪（P24），掌控著生命能量的能量場。「河」意指腦脊髓液，稱為Nadi循環全身的「海」表示液體等水能量的作用，「田地」表示內臟器官與肌肉等地能量的功能。最後，「領主」則表示所有從事瑜伽活動者最終目標的真實自我＝靈魂。

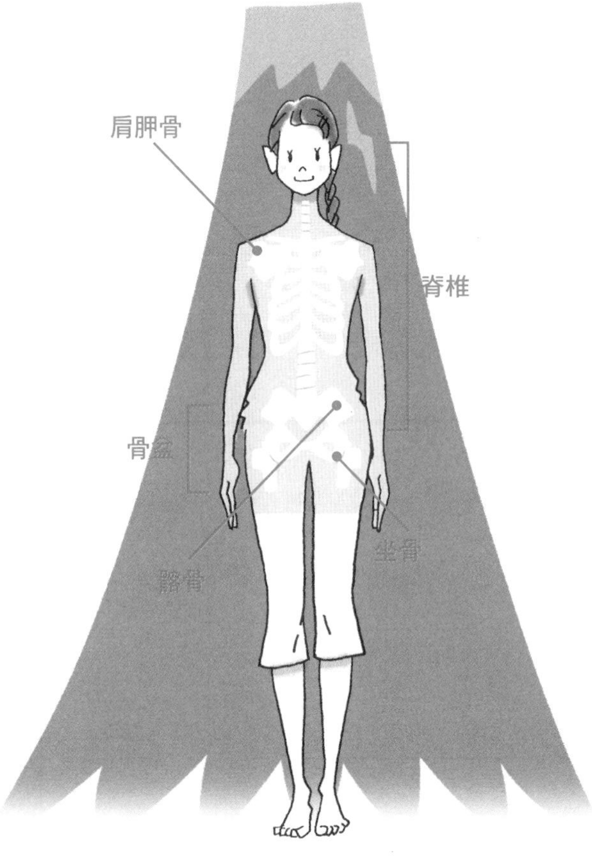

雖然這些語意稍微困難一些，但主要目的還是希望你能瞭解，背脊才是身體的中心。

維護聳立身體中心的「山」，亦即維護背脊的健康，對於平衡體內各種自然要素至為重要。

因此前彎、後彎、扭轉，皆是瑜伽體式中活化背脊非常重要的動作。這也是能夠確保背脊維持中立狀態的「山式（Tadasana）」（P40），被視為瑜伽基本體式的意義所在。

想確認自己的姿勢時，先做「山式」動作，並將意識集中在背脊部位吧！你的身體是否過於傾向左右側、慣性地彎腰駝背，或身體出現扭曲變形等現象呢？出現這些情形時，背脊的「須彌山」就無法居中聳立。於是體內能量無法順暢運行或處於不平衡狀態，人的身體就會出現各種問題。

練習瑜伽體式時，請先集中意識擺正身體的主軸，專注於如山一般巍峨聳立的背脊部位吧！

STEP 03

## 源自印度傳統醫學「阿育吠陀（Ayurveda）」

# 從三種「體質（Dosha）」得到啟示

我們從阿育吠陀醫學的理論，再稍微深入地瞭解一下前彎、後彎、扭轉三個基本動作與人體的關係。

阿育吠陀是印度發展出來的傳統醫學，又稱「生命科學」。阿育吠陀如同瑜伽，都是孕育自印度聖典《吠陀》。重點是，它所闡述的生命觀、身體觀、宇宙觀，與瑜伽都有共通之處。思考瑜伽對人體的影響時，運用阿育吠陀醫學理論能夠更順利地闡明其中關係。

阿育吠陀醫學認為，世上的任何物質皆可分成三種體質（Dosha，也譯作督夏、生命能量）屬性：Vata、Pitta、Kapha（以上三者皆為梵語）。風型（Vata）意指「活動」，火型（Pitta）意指「燃燒」，水型（Kapha）意指「彙整」。

## 三種體質的作用

・風型　具備「活動」作用，活動物質，於體內傳達情報。

・火型　具備「轉換」作用，燃燒物質，改變形狀。即便在體內也能產生熱能，與消化、代謝有關。

・水型　具備「構造」作用，建構物質架構。與人體內的體力、免疫力息息相關。

最理想狀況為三種體質能量都能隨時維持平衡狀態。

阿育吠陀醫學認為，生病是三種體質能量中的某一種積存於體內超過限度，導致能量過剩而引起，治療方法因積存的體質能量種類與容易積存的程度而不同。

風型體質特徵為輕、冷、乾。過剩時積存於腹部，引發便祕、生理期不順、虛冷、腰痛等症狀。出現精神緊張、情緒低落等現象。

火型體質特徵為熱、敏感，與熱情、體溫、消化能力有關。過剩時積存於消化系統內，引發胃腸方面問題或發炎等症狀。出現易怒、攻擊性格的主要原因通常為火型體質能量過剩。

水型體質特徵為沉重、遲緩、黏著性。過剩時，積存橫隔膜至副鼻腔之間部位，易引發呼吸器官問題、運動量不足、飲食過量、缺乏溝通等情形。也會導至意志力減退，消極看待任何事情。

瑜伽的三個基本動作，對於消除這三種體質能量過剩、調節體內平衡，都能分別發揮作用。

前彎、後彎、扭轉動作分別具備調節風型、火型、水型體質的作用。各種體質能量過剩時，做這三個動作就能抑制積存，有助於調節平衡。

接下來就從對應的瑜伽體式切入，再進一步瞭解吧！

彎曲身體，溫熱腹部，做具備放鬆作用的前彎動作體式，可緩和冰冷風型體質過剩，積存腹部的現象。具備調節虛冷或腰痛等身體不適，紓解緊張情緒等效果。

身體往後彎曲的後彎動作體式，可消除積存胸部一帶的沉重水型體質，調節呼吸系統功能。亦具備促進深層呼吸，讓心情變得更積極進取的效果。

扭轉身體的扭轉動作體式，可消除積存腰部或心窩一帶的火型體質。藉由扭轉身體，對消化系統形成溫和的刺激，即可改善消化系統失調，緩和焦慮心情。

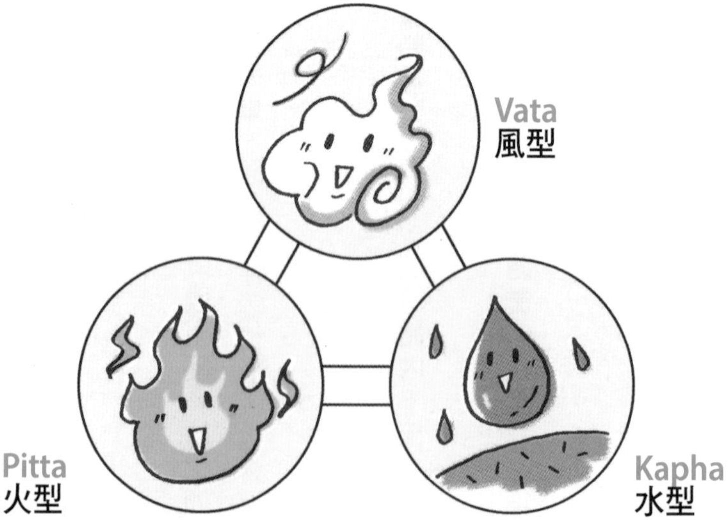
Vata
風型
Pitta
火型
Kapha
水型

進行前彎、後彎、扭轉等體式動作時，建議遵循印度自古研究傳承至今的阿育吠陀理論，在將意識集中於效能與重點部位的狀態下，活動身體。

具體作法將留待第2章瑜伽體位法的各體式專頁中詳盡地解說。也請參閱卷頭的「參考資料①」。

## 人體的能量場
# 從七個「脈輪」得到啟示

另一個具啟示作用，有助於深入瞭解瑜伽身體的是脈輪（Cakra）。脈輪係指瑜伽聖者進入深層冥想境界後，親眼目睹存在於脊髓中的能量場，亦即人體內的能量場。

也相當於先前介紹過的瑜伽聖典《濕婆本集》中記述的「七座島嶼」。其中五個位於背脊部位，其餘的兩個則與腦部有關。背脊相關的五個脈輪分別掌控地、水、火、風、空五種自然能量（五大元素）。

由下而上，第一脈輪（海底輪／Muladhara Cakra）與地的能量、安定、忍耐有關，維繫著腳踏實地的現實生活方式。此脈輪失調時，就會使身體虛冷、下肢無力，最容易出現股四頭肌無力症狀。練習會運用到腿部肌肉的瑜伽體式，有助於強化下肢部位。

第二脈輪（生殖輪／Svadhisthana Cakra）與水的能量有關。此脈輪失調時，就會出現下肢浮腫、身體笨重懶得動等現象，失去幹勁與往前邁進的勇氣，容易變得優柔寡斷，缺乏決斷力。

第三脈輪（臍輪／Manipura Cakra）與肚臍至心窩一帶有關，與火的能量、消化能力息息相關。此脈輪無法確實地發揮作用時，將導致無法咀嚼、吞嚥而失去消化任何事物的能力。甚至變得心胸狹窄，缺乏包容力。

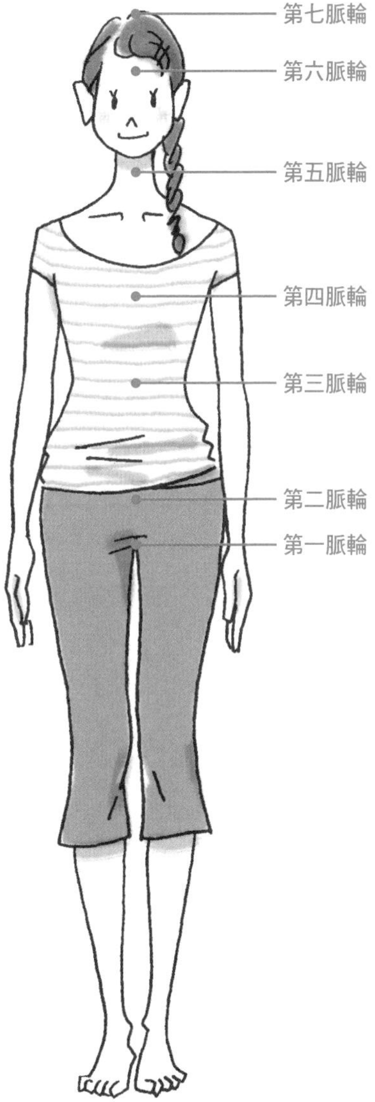
第七脈輪
第六脈輪
第五脈輪
第四脈輪
第三脈輪
第二脈輪
第一脈輪

第四脈輪（心輪／Anahata Cakra）與胸部至雙手之間部位有關，與風的能量、付出、接受能力息息相關。此脈輪無法順利地發揮力量時，人就只想接受而不肯付出，渴望愛卻不懂得愛別人。此外，心臟功能或雙手動作容易受到限制。

第五脈輪（喉輪／Vishuddha Cakra）與喉嚨有關，與天空的能量、溝通有關。此脈輪無法確實發揮力量時，就會覺得喉嚨不舒服，無法傾聽別人說話，無法好好地表達自己的想法。

第六脈輪（眉心輪／Ajna Cakra）及第七脈輪（頂輪／Sahasrara Cakra），與超越自然界五大元素（地、水、火、風、空）的第六感、統御力有關。第六脈輪與眉間部位有關，與直覺、創意等關係密切。第七脈輪與頭頂部，及素稱大腦新皮質的右腦與左腦有關。

各脈輪的能量不足時，練習可刺激對應脈輪的瑜伽體式最為有效。第2章的瑜伽體式動作說明中，對這部分將有更詳盡的解說。

## 三種體質、五種能量、七個脈輪的關係

前文已經提過七脈輪中與背脊息息相關的五個脈輪，分別與地、水、火、風、空這五種能量（五大元素）之間的關係。

事實上，阿育吠陀醫學提出的風型、火型、水型三大體質（Dosha），與地、水、火、風、空五種能量的關係也很密切。

具體而言，地與水的能量產生水型，水與火的能量產生火型，風與空的能量產生風型。

請依據此結論試著思考看看吧！假設目前你正因為身體出現「浮腫現象」而煩惱。身體變沉重，血液或淋巴液流通不順暢而出現「浮腫現象」，都是水型體質失調引起的典型症狀。因為你的體內已經處於地與水能量過多的狀態，因此體內能量失去平衡，身體傾向於水型體質。

這時候該做什麼樣的體式動作呢？方法有好幾種。

譬如說，啟動掌控地能量的第一個脈輪功能、掌控水能量的第二個脈輪功能等方法。以站姿瑜伽體位法啟動地與水的能量，以稍微規律的步驟依序完成動

作。如此一來，即可使積存的地或水能量開始動起來，隨著逐漸順暢的能量運行，笨重的身體就會變得愈來愈輕盈。或進行規律性重複相同動作的「拜日式」（P236）也很適合。

另一個方法是啟動水型體質本身的功能。練習經典的後彎體式「眼鏡蛇式」（P224），就能確實地往後彎曲橫隔膜至副鼻腔之間的區段，達到活化水型體質容易積存部位的目的，消除身體笨重或心理倦怠等情形，讓人充滿往前邁進的勇氣。

直到習慣思考脈輪或阿育吠陀醫學的三種體質為止，難免會覺得有點複雜，但習慣後一定會因此而受到啟發，更深入地瞭解身體與瑜伽體式的密切關係。如今我們生存在現代而不是古印度，但希望進行的卻是孕育自古印度的瑜伽活動。因此若能找到更多的途徑，便能更深入地瞭解瑜伽。

請從阿育吠陀醫學的三種體質，地、水、火、風、空五種能量，以及七個脈輪之間的關係，思考瑜伽體位法的效果並理解其中意涵後，再試著進行瑜伽練習，一定會與以往無意識地完成動作時不同，看到意念中全新的景象。

STEP 05

## 瞭解如何完成瑜伽體式

# 慎重地結束體式動作

在瑜伽發源地印度，以三大主神最廣受眾人供奉，並各有其專司之職。第一尊稱為「梵天（Brahma）」，是與萬物起源息息相關的創造之神。而在開創嶄新世界或發生全新事物後，更重要的就是維持現狀，這部分係由稱為「毗濕奴（Vishnu）」的神明負責。

接下來，所有的事物終會消失。此必然的消亡則是由稱為破壞之神的「濕婆（Shiva）」負責。

但綜觀現代的瑜伽，實在讓人有點不放心。

大家是不是把焦點過於集中在如何進行瑜伽體位法，如何繼續完成體式動作上呢？

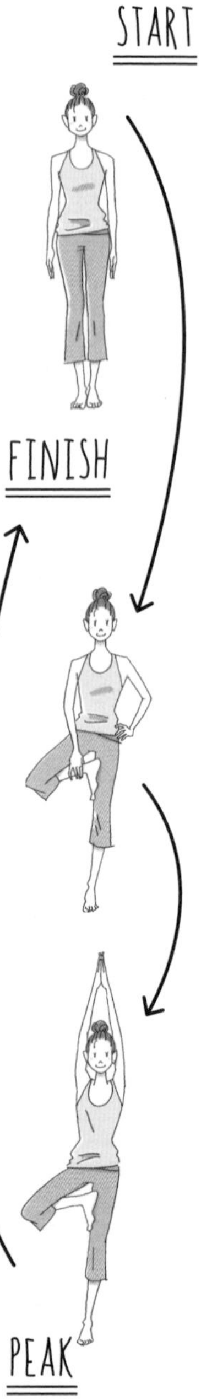


比對前述印度神明的司職，起始進行瑜伽體式時的動作，代表由梵天負責的創造。

但做出體式動作後必須維持，不久後又必須為了下一次的創造，亦即為了進行下一個動作，而結束目前的體式動作。如此一想，或許應該更慎重地思考如何結束體式動作。再推及過去，印度的瑜伽神明中，最受重視的就是濕婆，而濕婆正是負責終結事物的破壞之神。

以下，再以山來比喻進行瑜伽體式的行為吧！由於山意寓瑜伽身體的中心，因此在探討瑜伽的過程中，會不斷地被提出來當作比喻。

開始瑜伽體式動作時，我們應當猶如一步一步地登上山頂般，更慎重地進行。

當瑜伽體式動作完成的那一刻，即表示你已經爬到山的最頂端。停留在當下姿勢，盡情地享受達成目標時的充實感、成就感，那就是維持，亦即KEEP。

問題在於完成體式動作後。登上山頂後必須下山，若一不小心滑倒或摔跤就很可能受傷，因此必須像登山時一樣，非常慎重地一步一步走下山。畢竟還要一段路程才能安然返家呢！

完成體式後的結束也是相同的道理。倘若只說聲「好，結束！」就突然地終止體式練習，那麼你對該體式只會有一半的感受，甚至一不留神還可能傷害到身體。

懷著「必須非常認真地結束瑜伽動作」的想法，小心翼翼地下山吧！為了下一次的創造，必須做出非常了不起的破壞。因此本書中解說瑜伽體式時，除了重視體式動作的進行方法之外，對於解除方法也非常關注。

有助於下一次創造的必要性破壞，將對身體產生重大的影響。結束體式動作後，細胞、內臟、血管等部位將受到體式動作的刺激而變得更乾淨，使原有的能力漸漸活化復甦。

在結束瑜伽體式動作時，我都會想像著體內的每一個細胞都閃閃發光，因此臉上總是充滿著笑容。如此一來，我的身、心也漸漸地得到舒緩，不僅能在體式中感受到體能動作的顛峰，即使結束後也依然持續地喚醒著與生俱來的卓越潛能。

「傾聽身體的聲音，深深地體會該變化，結果則聽憑老天爺的安排。」

這是《博伽梵歌》中的一段話。意思是深深地體會瑜伽體式進行前與結束後當下發生的事情，才能深深地體會其間的轉變。如此一來，便能喚醒明辨是非、冷靜客觀、審慎判斷的覺察能力。

其次，確實地做好體式動作，不僅瑜伽活動能獲得增益，連日常生活的舉止儀容也會變得更優雅端莊，誠可謂一舉兩得。即便是喝茶，或只是坐著，姿態都會顯得很優美。

不局限於上課或練習的時段，包括日常生活在內，瑜伽精神可融入生活的一切。先從認真地結束瑜伽體式動作開始，深刻地感受其中奧義吧！

第2章

# 瑜伽體位法的意涵&理論

本章內容將依站立展開的體式（站姿）、坐著展開的體式（坐姿）、由躺臥狀態展開的體式（臥姿）三種體位法，依序介紹瑜伽的體位法動作。

但實際練習瑜伽時，未必得依循本書介紹的體式順序。因為你需要的瑜伽體式，和別人需要的可能不一樣，現在的你與明天的你需要的瑜伽體式也不盡相同。若在書中發現喜歡的瑜伽體式，不妨活動一下身體——請以這種想法繼續閱讀本書吧！

# 淺談
# 瑜伽呼吸法（Pranayama）

介紹瑜伽體位法前，先來談談呼吸法。

平常不管你是否有意識地呼吸，呼吸都持續進行著，呼吸又被稱為「可以控制的自律神經」。吸氣時與交感神經有關，吐氣時則關聯著副交感神經。據相關資料顯示，吐氣愈深、愈長、愈慢，人愈能放鬆，愈能紓解壓力。其次，呼吸與心靈的關係也不容忽視。「深呼吸一下吧！」心情緊張或心神不寧時，經常會聽到這樣的建議。因為又深又長的呼吸，有助於放鬆緊繃的心情。

從阿育吠陀醫學的觀點來看呼吸法，可以Bhastrika（**風箱式呼吸法**）調節沉重、充滿停滯感的水型體質，以Sitali（**清涼呼吸法**）調節火型體質，以Hatha Pranayama（**交互呼吸法**）調節風型體質。若有興趣不妨更深入地瞭解。

梵文稱呼吸法為Pranayama。Prana意思是「氣」，ayama意思是「控制」。

哈達瑜伽（見參考資料③）是由體位法、呼吸、冥想，三大要素構成。對瑜伽而言，呼吸至為重要。請在瑜伽動作的過程中，慢慢地反覆練習呼吸。

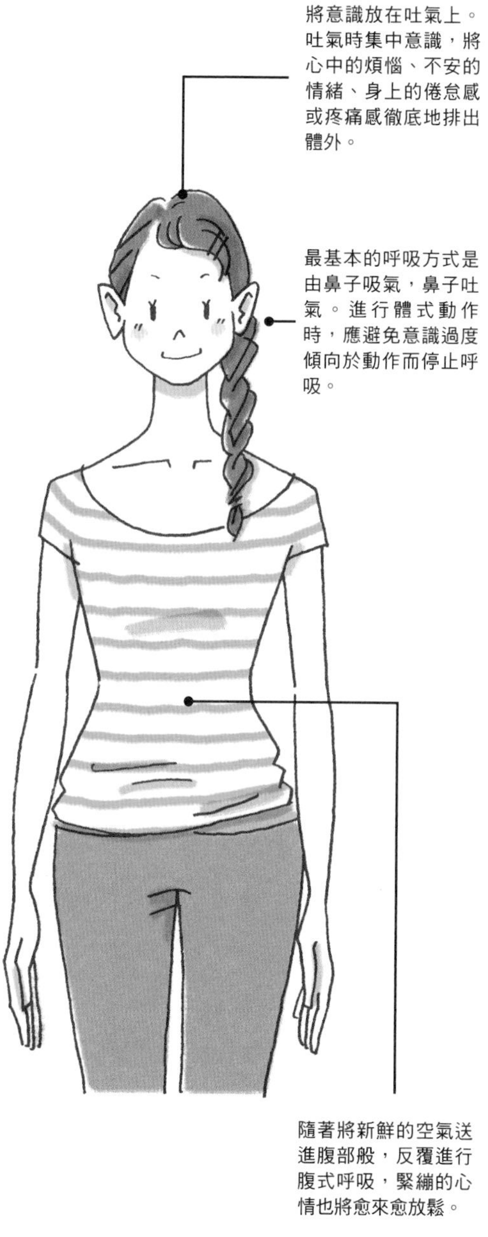
將意識放在吐氣上。吐氣時集中意識，將心中的煩惱、不安的情緒、身上的倦怠感或疼痛感徹底地排出體外。
最基本的呼吸方式是由鼻子吸氣，鼻子吐氣。進行體式動作時，應避免意識過度傾向於動作而停止呼吸。
隨著將新鮮的空氣送進腹部般，反覆進行腹式呼吸，緊繃的心情也將愈來愈放鬆。

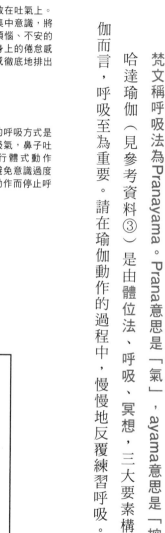

# 本章閱讀方法

**中文體式名稱**
瑜伽體式的中文名稱。

**梵文體式名稱**
瑜伽體式的古印度梵文名稱。

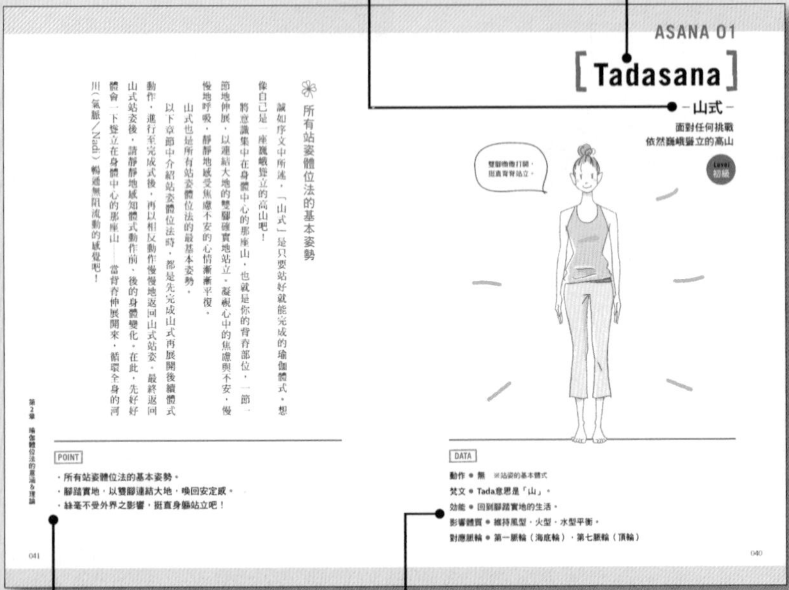
ASANA 01

[ Tadasana ]

－山式－

面對任何挑戰
依然巍峨聳立的高山



DATA

動作 ● 無　※站姿的基本體式
梵文 ● Tada意思是「山」。
效能 ● 回到腳踏實地的生活。
影響體質 ● 維持風型、火型、水型平衡。
對應脈輪 ● 第一脈輪（海底輪）、第七脈輪（頂輪）

040

所有站姿體位法的基本姿勢

誠如序文中所述，「山式」是只要站好就能完成的瑜伽體式，想像自己是一座巍峨聳立的高山吧！

將意識集中在身體中心的那座山，也就是你的背脊部位，一節一節地伸展，以連結大地的雙腳確實地站立。凝視心中的焦慮與不安，慢慢地呼吸，靜靜地感受焦慮不安的心情漸漸平復。

山式也是所有站姿體位法的最基本姿勢。

以下章節中介紹站姿體位法時，都是先完成山式再展開後續體式動作，進行至完成式後，再以相反動作慢慢地返回山式站姿。最終返回山式站姿後，請靜靜地感知體式動作前、後的身體變化。在此，先好好體會一下聳立在身體中心的那座山——當背脊伸展開來，循環全身的河川（氣脈／Nadi）暢通無阻流動的感覺吧！

POINT

・所有站姿體位法的基本姿勢。
・腳踏實地，以雙腳連結大地，喚回安定感。
・絲毫不受外界之影響，挺直身軀站立吧！

第2章 瑜伽體位法的意涵&理論

041

**POINT**

記載練習瑜伽體式時必須留意、集中意識的部分。

**DATA**

- 動作…瑜伽動作。「平衡」→以軀幹維持平衡。「扭轉」→扭轉腰部周邊部位。「後彎」→伸展身體前側，身體往後彎曲。「側彎」→伸展身體側面，身體往左右側彎曲。「前彎」→伸展身體背面，身體往前彎曲。「休息」→不做動作，讓身體休息。「其他」→前述以外的動作。
- 梵文…解說梵文體式名稱的原意。
- 效能…本體式對身心的效果。
- 影響體質…本體式對相應體質（P19）產生的影響。
- 對應脈輪…本體式連帶影響的脈輪（P24）。

## 體式動作解析

透過插畫解說瑜伽體式動作。

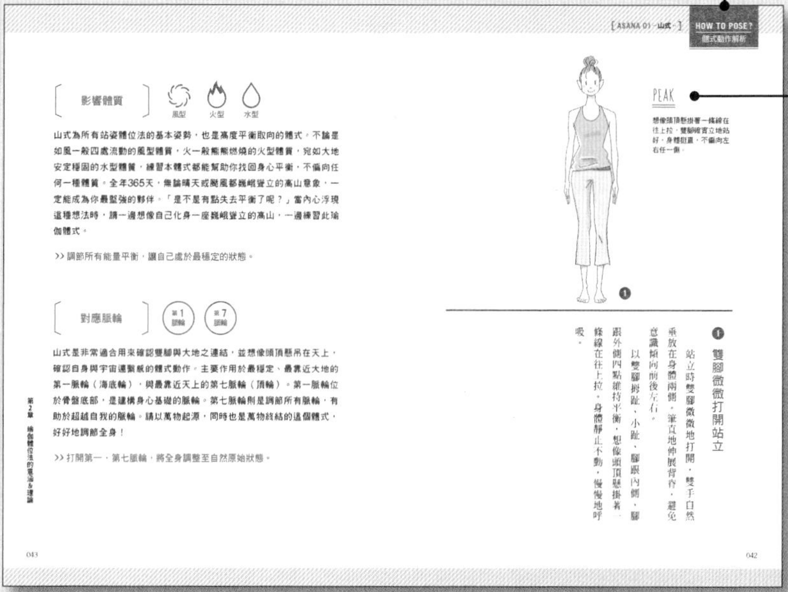
[ASANA 01 -山式- ]

HOW TO POSE?
體式動作解析

PEAK

想像頭頂懸掛著一條線在往上拉，雙腳確實立地站好，身體挺直，不偏向左右任一側。

❶ 雙腳微微打開站立

站立時雙腳微微地打開，雙手自然垂放在身體兩側。筆直地伸展背脊，避免意識傾向前後左右。

以雙腳拇趾、小趾、腳跟內側、腳跟外側四點維持平衡，想像頭頂懸掛著一條線在往上拉。身體靜止不動，慢慢地呼吸。

042

[ 影響體質 ] 風型 火型 水型

山式為所有站姿體位法的基本姿勢，也是高度平衡取向的體式。不論是如風一般四處流動的風型體質，火一般熊熊燃燒的火型體質，宛如大地安定穩固的水型體質，練習本體式都能幫助你找回身心平衡，不偏向任何一種體質。全年365天，無論晴天或颳風都巍峨聳立的高山意象，一定能成為你最堅強的夥伴。「是不是有點失去平衡了呢？」當內心浮現這種想法時，請一邊想像自己化身一座巍峨聳立的高山，一邊練習此瑜伽體式。

>> 調節所有能量平衡，讓自己處於最穩定的狀態。

[ 對應脈輪 ] 第1脈輪 第7脈輪

山式是非常適合用來確認雙腳與大地之連結，並想像頭頂懸吊在天上，確認自身與宇宙連繫感的體式動作。主要作用於最穩定、最靠近大地的第一脈輪（海底輪），與最靠近天上的第七脈輪（頂輪）。第一脈輪位於骨盤底部，是建構身心基礎的脈輪。第七脈輪則是調節所有脈輪，有助於超越自我的脈輪。請以萬物起源，同時也是萬物終結的這個體式，好好地調節全身！

>> 打開第一、第七脈輪，將全身調整至自然原始狀態。

第2章 瑜伽體位法的意涵&理論

043

### FINISH

解說從完成式至結束體式的方法。完成式並非結束，請專注慎重地結束瑜伽體式。

### PEAK

Peak Pose（完成式）。維持姿勢，但避免停止呼吸喔！

### START

瑜伽體式的起始動作。通常，站姿體位法由最基本的「山式」開始，坐姿體位法由「簡易坐」或「金剛坐」，臥姿體位法由「攤屍式」展開體式動作。

## 注意事項

- 練習瑜伽體式過程中，感覺不舒服或疼痛時，請立即停下休息，切勿勉強完成動作。
- 懷孕婦女、療養中病人、身患宿疾、定期就診病患，請由醫師診斷評估後再開始進行。
- 腰痛、膝蓋疼痛、髖關節不舒服、受傷、身體不適時，請由醫師診斷評估後再開始進行。
- 身體不舒服或太疲累時，請勿從事瑜伽活動。
- 飲酒後請勿從事瑜伽活動。
- 從事瑜伽活動前請充分考量身體狀況，並量力而為。從事瑜伽活動後引發的所有狀況應自行負責，本書作者、出版社概不負責。

ASANA

## 將意識放在伸展動作上以強化背脊

# 站姿體位法

準備好實際進入瑜伽體式練習了嗎？先從站姿體位法開始吧！進行瑜伽活動時，請穿著寬鬆舒適的衣服，並備好一張瑜伽墊。

在生活繁忙的現代，目前普遍比較著重於站姿體位法。但瑜伽源自於冥想，起源較為重視坐姿體位法。因此，本書將循序漸進地由現代人比較容易進行的站姿體位法開始，然後介紹潛藏著瑜伽本質的坐姿體位法，繼而再解析能夠導入深層放鬆與舒緩的臥姿體位法，漸漸地回到古典瑜伽。

首先，從站姿體位法說起。綜觀人類的成長階段，當人可以只靠雙腳走路，雙手解放自由後，與腦部成長息息相關的體式就是站姿體位法。由於可提升自由度，使動作變得靈活，因此現代瑜伽常見站姿體位法。從阿育吠陀醫學觀點來看，站姿體位法也肩負著減輕水型體質的沉重及停滯感，與增進活力等任務。採行站姿體位法時，建議確實站好，將意識專注於雙腳、背脊部位，收緊核心，輕鬆愉快地完成動作。

# INDEX

ASANA 01

# [ Tadasana ]

## －山式－

面對任何挑戰
依然巍峨聳立的高山

Level
初級

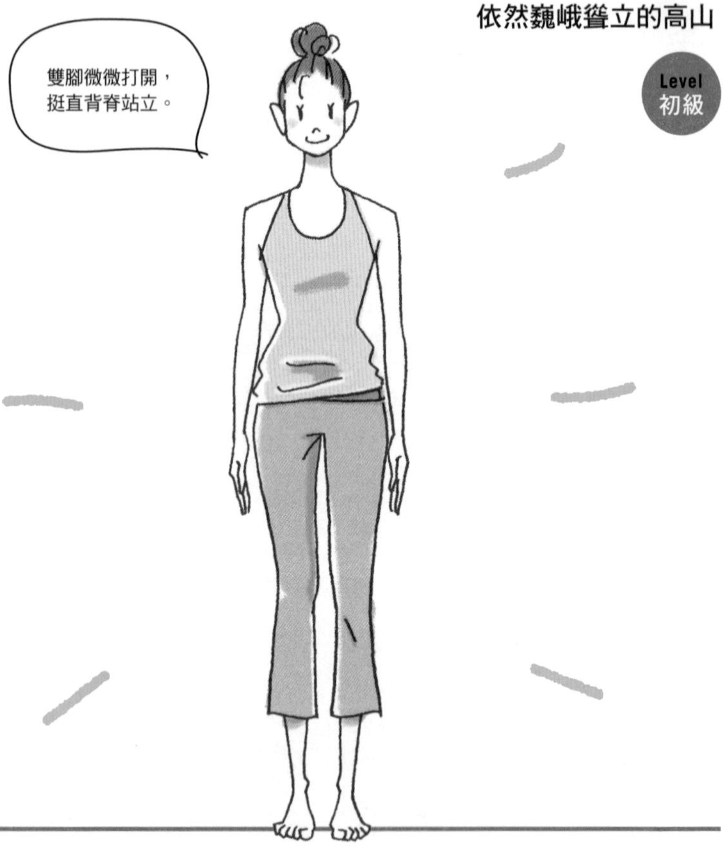


DATA

動作 ● 無　※站姿的基本體式

梵文 ● Tada意思是「山」。

効能 ● 回到腳踏實地的生活。

影響體質 ● 維持風型・火型・水型平衡。

對應脈輪 ● 第一脈輪（海底輪）・第七脈輪（頂輪）

## 所有站姿體位法的基本姿勢

誠如序文中所述，「山式」是只要站好就能完成的瑜伽體式。想像自己是一座巍峨聳立的高山吧！

將意識集中在身體中心的那座山，也就是你的背脊部位，一節一節地伸展，以連結大地的雙腳確實地站立。凝視心中的焦慮與不安，慢慢地呼吸，靜靜地感受焦慮不安的心情漸漸平復。

山式也是所有站姿體位法的最基本姿勢。

以下章節中介紹站姿體位法時，都是先完成山式再展開後續體式動作，進行至完成式後，再以相反動作慢慢地返回山式站姿。最終返回山式站姿後，請靜靜地感知體式動作前、後的身體變化。在此，先好好體會一下聳立在身體中心的那座山——當背脊伸展開來，循環全身的河川（氣脈／Nadi）暢通無阻流動的感覺吧！

POINT

- 所有站姿體位法的基本姿勢。
- 腳踏實地，以雙腳連結大地，喚回安定感。
- 絲毫不受外界影響，挺直身軀站立吧！

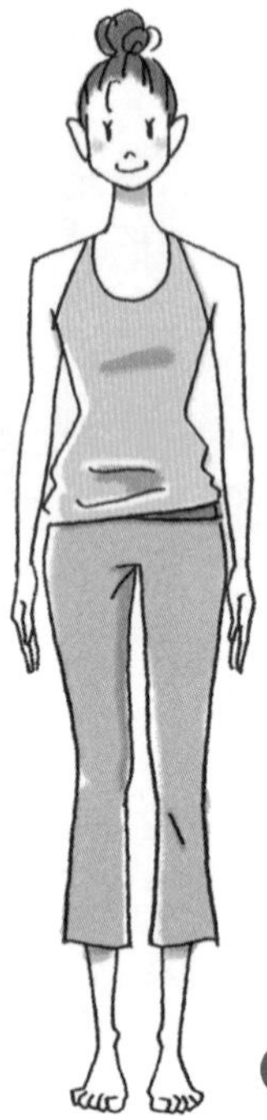

PEAK

想像頭頂懸掛著一條線在往上拉，雙腳確實立地站好，身體挺直，不偏向左右任一側。

**1**

## 1 雙腳微微打開站立

站立時雙腳微微地打開，雙手自然垂放在身體兩側。筆直地伸展背脊，避免意識傾向前後左右。

以雙腳拇趾、小趾、腳跟內側、腳跟外側四點維持平衡，想像頭頂懸掛著一條線在往上拉。身體靜止不動，慢慢地呼吸。

## 影響體質

風型　火型　水型

山式為所有站姿體位法的基本姿勢，也是高度平衡取向的體式。不論是如風一般四處流動的風型體質，火一般熊熊燃燒的火型體質，宛如大地安定穩固的水型體質，練習本體式都能幫助你找回身心平衡，不偏向任何一種體質。全年365天，無論晴天或颱風都巍峨聳立的高山意象，一定能成為你最堅強的夥伴。「是不是有點失去平衡了呢？」當內心浮現這種想法時，請一邊想像自己化身一座巍峨聳立的高山，一邊練習此瑜伽體式。

›› 調節所有能量平衡，讓自己處於最穩定的狀態。

## 對應脈輪

第1脈輪　第7脈輪

山式是非常適合用來確認雙腳與大地之連結，並想像頭頂懸吊在天上，確認自身與宇宙連繫感的體式動作。主要作用於最穩定、最靠近大地的第一脈輪（海底輪），與最靠近天上的第七脈輪（頂輪）。第一脈輪位於骨盤底部，是建構身心基礎的脈輪。第七脈輪則是調節所有脈輪，有助於超越自我的脈輪。請以萬物起源，同時也是萬物終結的這個體式，好好地調節全身！

›› 打開第一．第七脈輪，將全身調整至自然原始狀態。

ASANA 02

# [ Vrksasana ]

## －樹式－

不畏風雨，屹立不搖
纖細修長的樹

Level
初級

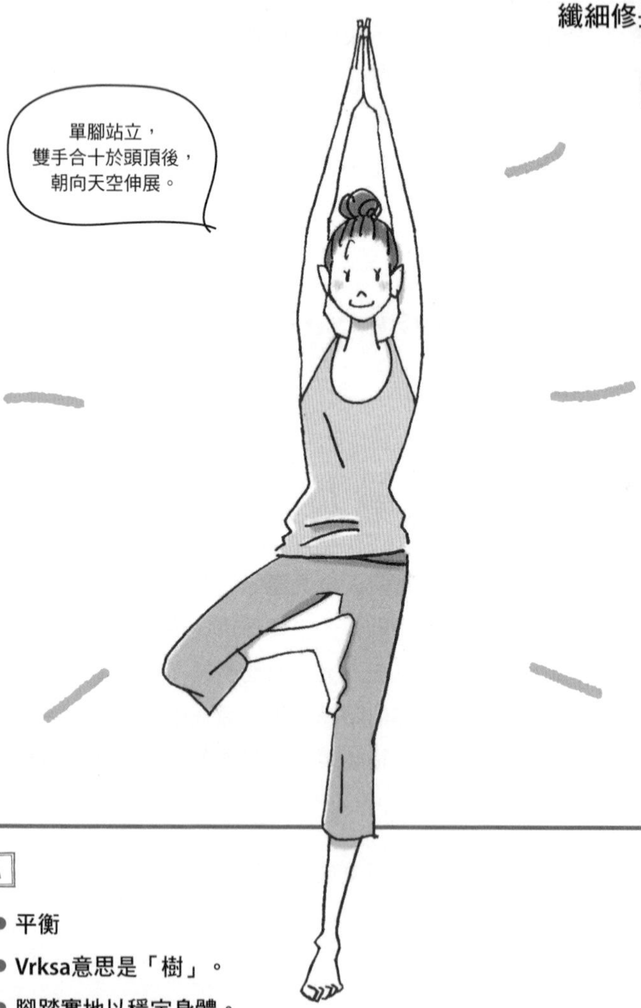


DATA

動作 ● 平衡

梵文 ● Vrksa意思是「樹」。

効能 ● 腳踏實地以穩定身體。

影響體質 ● 抑制風型體質過剩現象。

對應脈輪 ● 第一脈輪（海底輪）・第七脈輪（頂輪）

## 無論颱風或下雨都活在「當下」的瑜伽體式

Vrksa意思是「樹」。這是讓自己徹底成為一棵樹的體式。哈達瑜伽聖典《葛蘭達本集》2・35章節記載：「右腳抵在左大腿根部，宛如一棵樹般站立在地上，人們稱此體式為Vrksasana（樹式）。」※這是對人體健康非常有幫助的瑜伽體式。

樹扎根於大地後，主幹生長，枝條伸展，長出茂密的樹葉。不論大晴天或下雨天，颱風或下雪，樹都靜靜地矗立著。值得一提的是，此體式刻意以單腳站立，以表現枝幹修長纖細，而不是粗壯穩重的樹。

「這次真的不行了嗎？」在漫漫的人生中，大家多少會碰到這樣的困境。在這種狀況下，請試著練習此瑜伽體式，想像自身成為一棵樹，扎根於大地，不管是颱風或下雨，都能好好地生存下去。

人生中難免碰到無法順利維持平衡的狀況，既有不如意的逆境，當然也會有很順利的時候。透過樹式動作的練習，能夠得到順利度過當下的力量，促進成長，更勇敢地面對未來人生。

POINT

・刻意以單腳站立，強化身體中心軸的力量，讓自己變得更安定。
・即便有無法維持平衡的時候也沒關係。調整一下心情再挑戰吧！

※引用自《續編・瑜伽根本教典》（平河出版社）。

START

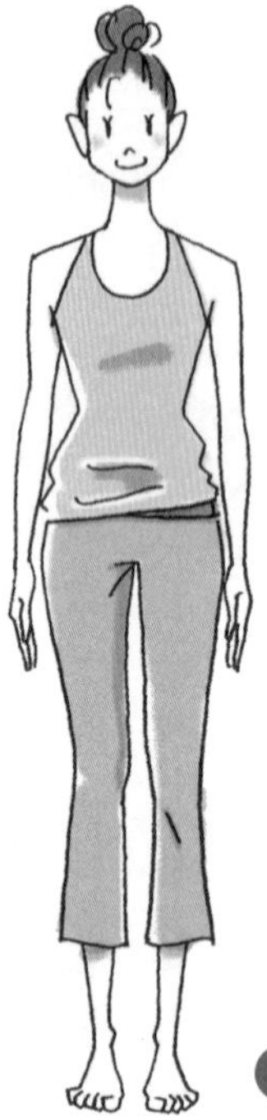

❶

## ❶ 山式站姿

站立時雙腳微微打開，雙手自然垂放身體兩側。想像雙腳扎根大地，確實站穩。

### 小知識

#### 不動如山

「山式」又稱Samasthiti，Sama意思是「直立」，Sthiti意思是「不動的姿勢」。所謂「不動如山」，「山」自古以來就被當作靜止不動的代名詞。二十世紀的美國生理學家肯德爾（E.C.Kendall）描述「良好的站姿」為「人體的重心線由耳廓開始，經過肩關節，到達胸廓、腹部中央部位、大腿骨的大轉子、膝關節中央略偏前方的位置，直至雙腳腳踝外側前方部位」。山式體式可在不知不覺中，確保身體各部位肌肉的緊繃平衡狀態，減輕全身肌肉疲勞現象，降低能量消耗，可回正至最自然的脊椎彎曲弧度。

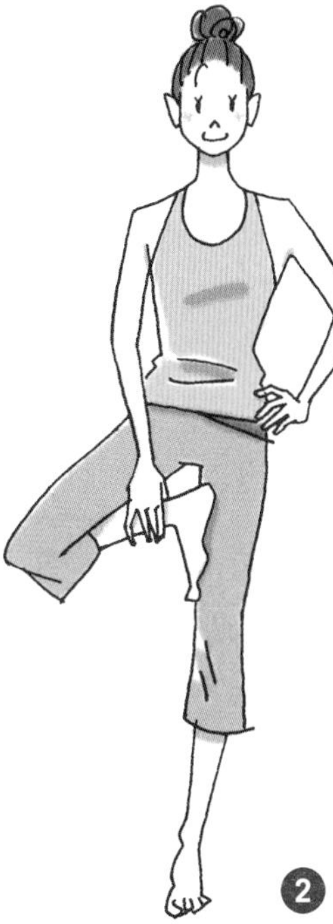


## 2 單手握單腳腳踝，抬起腳取得平衡

右手抓握右腳腳踝，右腳腳底抵住左側大腿內側。右腳腳底與大腿猶如互推一般，維持身體平衡站立。身體無法取得平衡時，可降低右腳位置，腳尖點地也沒關係。身體取得平衡後深呼吸。

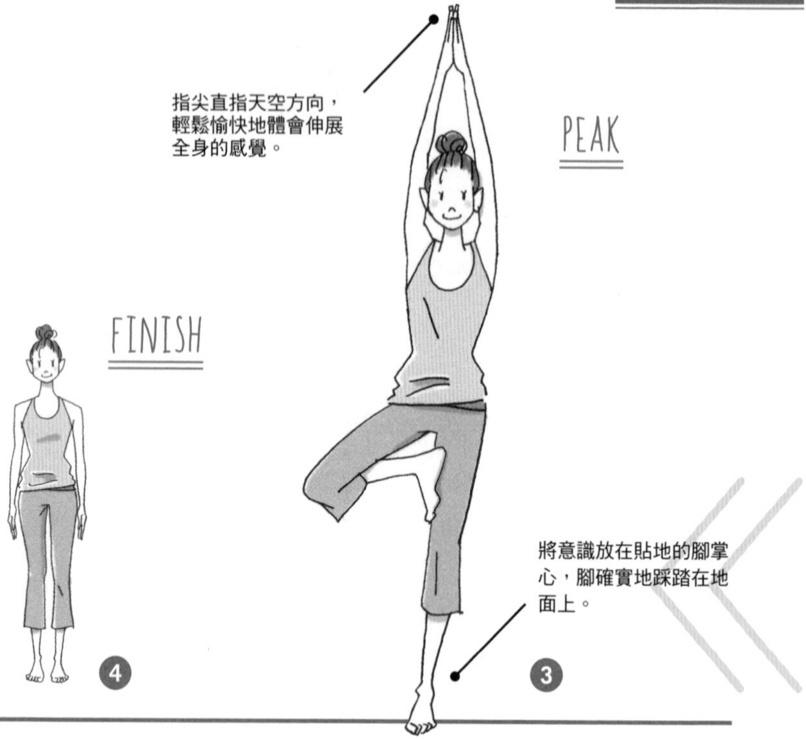
指尖直指天空方向，
輕鬆愉快地體會伸展
全身的感覺。
PEAK
FINISH
將意識放在貼地的腳掌
心，腳確實地踩踏在地
面上。
4
3

## ❸ 雙手於頭頂合掌後，往上伸展

雙手慢慢地往頭頂上合掌後伸展。一邊感覺身體的中心軸，一邊如枝葉往上生長般，指尖朝著天空，輕鬆愉快地伸展全身，自然呼吸。

## ❹ 返回山式站姿

雙手保持合掌慢慢下移，移動至胸前後鬆開雙手。抬高的右腳慢慢往下移動後，踩回地面，雙腳踏穩，返回山式站姿。請一邊深呼吸，一邊感覺相較於進行樹式之前，身體的中心軸已變得更安定，平衡感調節得更好。

**左右互換，重複❶至❹動作。**

## 影響體質

風型

樹木即便承受風吹，也依然矗立在大地上。樹式能鎮定如風一般不安定的風型體質，使之恢復安定。強風吹襲時，心情動盪不平靜時，或在水泥建築環繞的都市裡忙碌地討生活而失去身心平衡時，就容易出現風型體質過剩現象。請練習這個體式動作，讓它恢復平衡狀態吧！
但若風型體質太強，可能無法順利完成此體式。請記得重點是取得平衡而不是抬腳，即便將抬起的腳改成腳尖點地也沒關係，練習當下能夠取得平衡的位置，就是最適合今天的你的完成姿勢。千萬不要有「總是無法取得平衡，今天也一定無法順利辦到。」這類想法喔！

>> 鎮定不安的風型體質，
使精神方面也能得到平衡調節。

## 對應脈輪

第1脈輪　第7脈輪

與山式相同，樹式的作用部位也是對應最靠近大地且狀態穩定的第一脈輪（海底輪），與最靠近天上的第七脈輪（頂輪）。
如往大地扎根般的體式動作，對於最靠近大地的第一脈輪有極佳的強化作用，蘊含著扎根後促進成長，培養出堅忍不拔精神的效果。腳底中心有稱為Tala-hrdaya Marma的能量穴位（Marma，見P52・P118），連結著第一脈輪。意識著這個部位，即可透過腳底吸入地球中心的能量，並往地球釋放負能量與壓力。

>> 打開第一・第七脈輪，
與大地的關係最密切，可釋放不穩定的負能量。

# [ Virabhadrasana Ⅰ ]

## －英雄式Ⅰ－

勇敢克服一切困難與挑戰
意志堅強的戰士

Level
中級

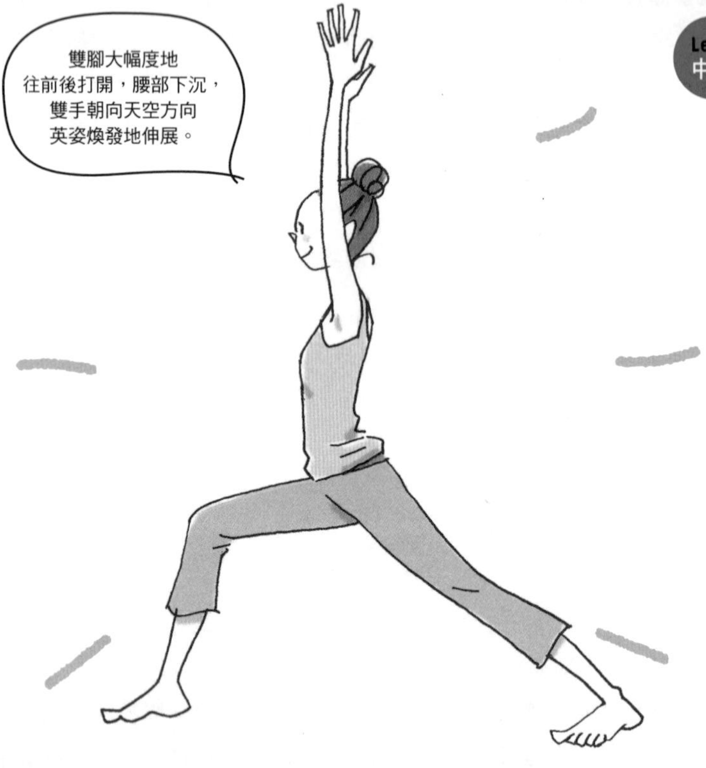
雙腳大幅度地
往前後打開，腰部下沉，
雙手朝向天空方向
英姿煥發地伸展。

DATA

動作 ● 平衡

梵文 ● Virabhadra意思是「濕婆的化身」。濕婆是印度三大神明之一，負責破壞，也是哈達瑜伽的創始者。

効能 ● 讓人更有力量與勇氣靠自己的實力往前邁進。

影響體質 ● 抑制水型體質過剩現象。

對應脈輪 ● 第四脈輪（心輪）・第五脈輪（喉輪）

## 超越變化，積極往前邁進，強而有力的瑜伽體式

Virabhadra是以濕婆頭髮創造出來的英雄之名。第一章中已約略提過，濕婆是瑜伽至為重要的三大神明之一，掌控破壞與戰鬥。英雄式的英文名稱為Warrior Pose（戰士式）。

據《葛蘭達本集》2・17章節中記載：「一隻（右）腳置於另一隻腳的大腿上，另一隻腳置於該側的背後。」※可見古代與現代的體式差異非常大。現代的英雄式有許多種類，本文所舉為其中最典型的體式。

英雄不會隨波逐流、任人擺布，面對任何變化都能勇往直前，勇敢地去克服。英雄式的姿態就是邁開大步，伸直強而有力的臂膀往天上伸展；它能夠振奮人心，讓人充滿幹勁與勇氣。當你面臨能夠出人頭地的重要工作，或必須一決勝負的關鍵時刻等狀況，非常適合練習此瑜伽體式。

其次，在依賴感愈來愈重、獨立自主心態薄弱等狀況下，練習英雄式，將能喚起你與生俱來，靠自己的雙腳勇敢向前邁進的能力。

POINT

- **以強而有力的大動作，徹底地成為一位英雄吧！**
- **感受著確實踩踏著大地的雙腳、往高處伸展的雙臂，懷抱著遠大志向，自我確認，確實能夠靠自己的力量生存！**




※引用自《續編・瑜伽根本教典》（平河出版社）。

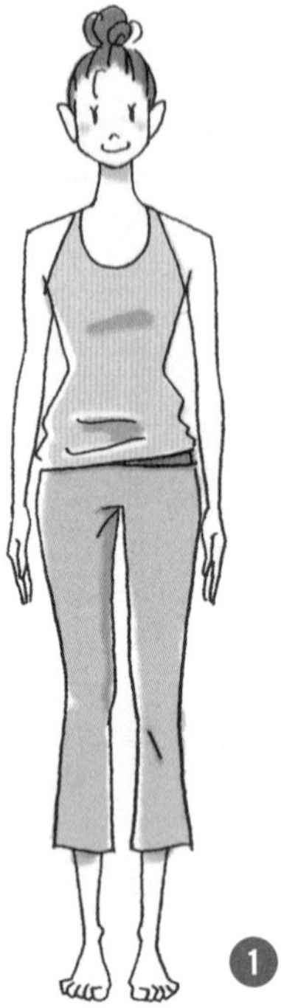

❶ 山式站姿

站立時雙腳微微打開，雙手自然垂放身體兩側。想像雙腳扎根大地，確實站穩。

小知識

## Marma 的定義

Marma被視為易積存負面情感與導致神經緊張的部位，調節Marma亦具備調節精神層面的效果。練習山式時，通常會將主意識擺在腳底的Tala-hrdaya Marma。Marma有以下四種定義：1．肌肉、靜脈、韌帶、骨骼、關節的交匯處。2．重要神經與肌肉、肌腱關連組織的匯流處，或疼痛部位、脈動異常部位（與解剖學上的構造無關，此指有反應的部位）。3．Dosha（體質）與Guna（包含Sattva悅性、Rajas變性、Tamas惰性三種屬性），以及其他能量一起存在的部位。4．受到傷害後可能導致死亡的部位。

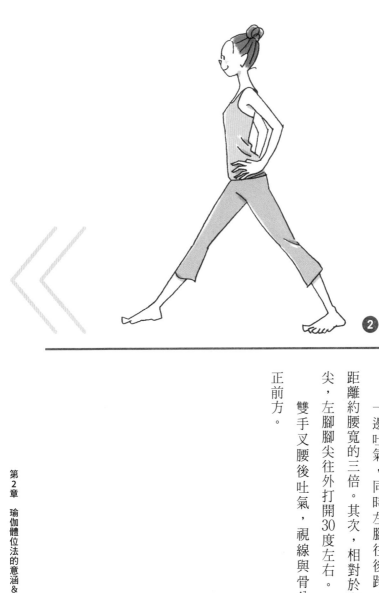

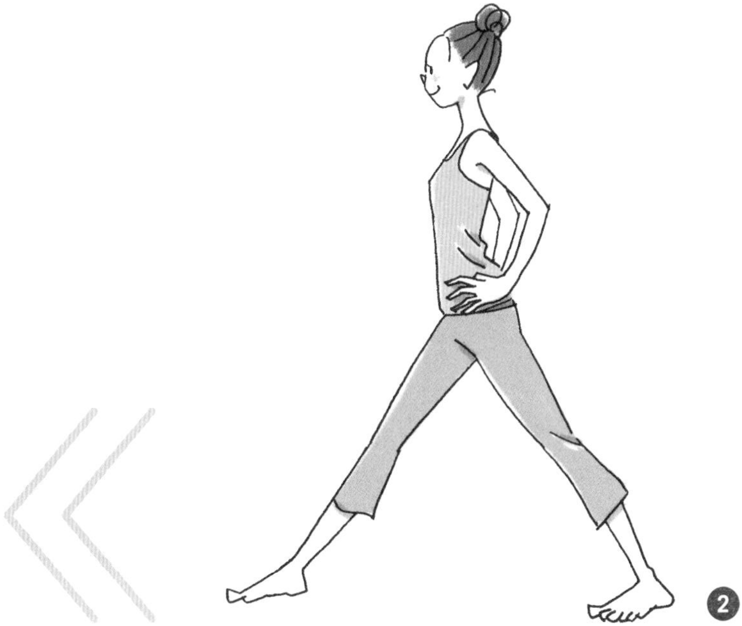


## ❷ 左腳後跨一大步

一邊吐氣，同時左腳往後跨，兩腳距離約腰寬的三倍。其次，相對於右腳腳尖，左腳腳尖往外打開30度左右。

雙手叉腰後吐氣，視線與骨盆朝向正前方。

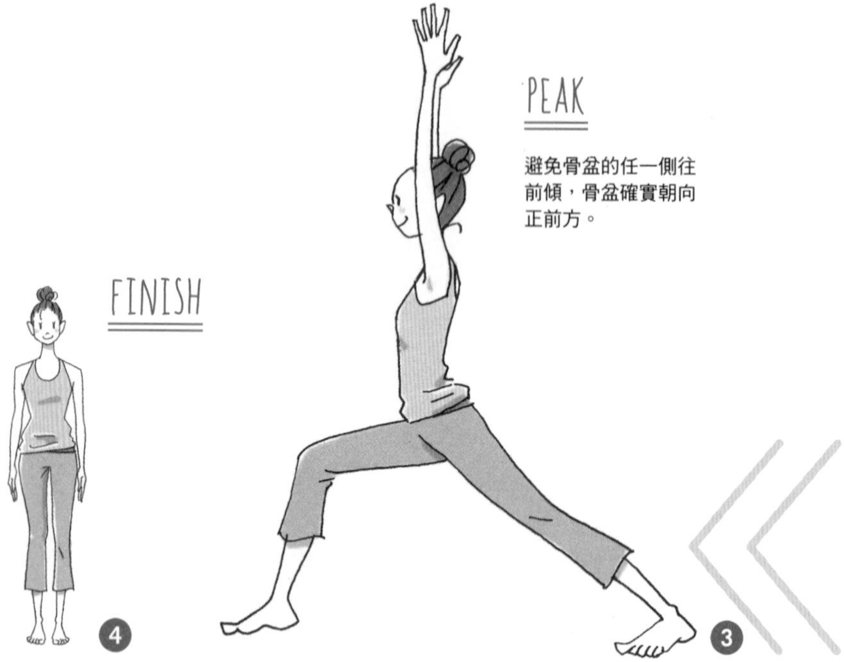
PEAK
避免骨盆的任一側往前傾，骨盆確實朝向正前方。
FINISH
4
3

## 3 彎曲右腳膝蓋，腰部下沉，雙臂朝天上伸展

一邊吐氣，一邊彎曲右腳膝蓋，腰部下沉。伸展雙臂後，慢慢地抬高雙手，手心朝內，雙手朝天上伸展。保持視線看向正前方，在此停留三個呼吸。

## 4 返回山式站姿

吐氣，雙手緩緩往下移動。吸氣，左腳回到前方位置，返回山式站姿。一邊深呼吸，一邊感覺相較於進行本體式前，體內更加充滿積極往前邁進的力量。

**左右互換，重複❶至❹動作。**

## 影響體質

水型

英雄式可疏通所有的停滯現象，效果絕佳。它能非常有效地消除水型體質冰冷僵硬而無法動彈的地能量、容易受人影響而仰賴別人的水能量過剩現象，將其調整至絕佳平衡狀態。明明有事情需要辦理卻遲遲不進行、凡事都歸咎於別人、接到重要工作需要鼓舞自己時，不妨試著做做此瑜伽體式。必須留意的是，進行至完成式時，腰部必須確實下沉，充分伸展背脊。如此一來就能降低重心，即使情緒變得更高昂，但仍能確保安定。在感受英雄式帶來的效果絕佳的同時，可別因為情緒太高昂而莽撞失衡喔！

›› 疏通停滯的水型體質，激發幹勁與勇氣。

## 對應脈輪

第4脈輪　第5脈輪

第四脈輪（心輪）與第五脈輪（喉輪）分別與風、空的能量有關。水型體質過剩時，容易積存於本應輕盈的風與空部位，而使呼吸變淺、變費力，形成停滯的空氣。其次，第四脈輪與胸部、手部有關，第五脈輪則關係到喉部。透過輕鬆舒暢地呼吸，直線延伸的手部動作；一邊收緊核心，一邊帶給第四與第五脈輪適度的緊張感，以改善水型體質過剩而嚴重停滯的狀態。英雄式既可降低重心，亦可振奮精神、穩定情緒。進行英雄式時，試著將意識專注在這兩個脈輪上吧！

›› 將焦點鎖定在第四、第五脈輪，促進呼吸系統排除毒素。
讓順暢表達想法的能力成為你的後盾！

# [ Virabhadrasana Ⅱ ]

## －英雄式Ⅱ－

Level 中級

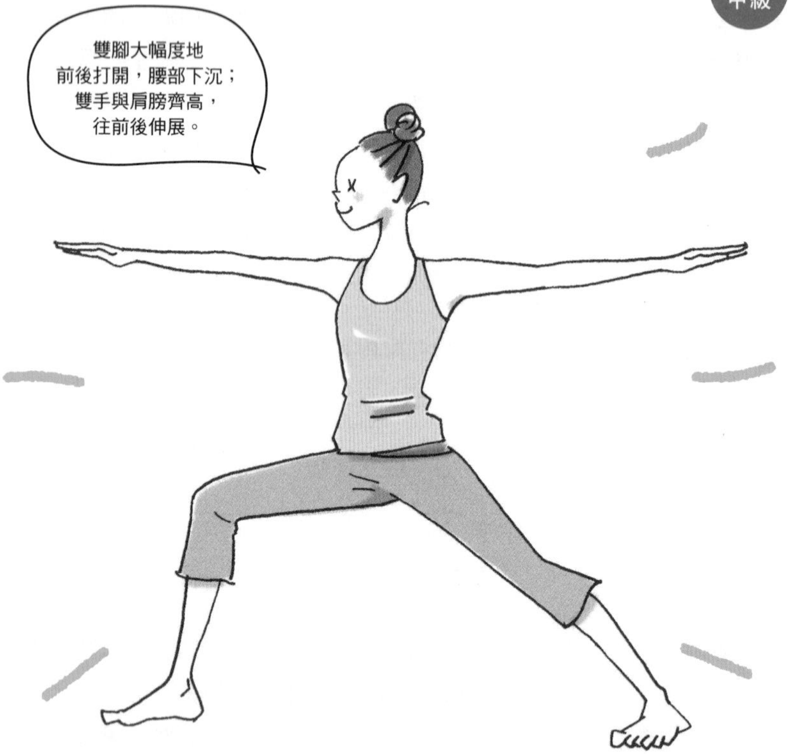
雙腳大幅度地
前後打開，腰部下沉；
雙手與肩膀齊高，
往前後伸展。

DATA

動作 ● 平衡

梵文 ● Virabhadra意思是「濕婆的化身」。

効能 ● 安定情緒，提升專注力。

影響體質 ● 抑制風型體質過剩現象。

對應脈輪 ● 第二脈輪（生殖輪）

## 手持武器戰鬥，徹底擊敗敵人的瑜伽體式

這是「英雄式」的變化之一。以破壞之神濕婆化身為名，強而有力的體式精神並未改變，但以雙臂前後展開至肩膀高度並往外延伸，取代朝天空伸展，變化成充滿安定感的姿勢。

眼睛注視著水平抬高的前方手臂，猶如手持武器攻向敵人。此瑜伽體式能提升專注力，讓人心無旁騖地朝著目標邁進。

完成式（peak pose）可消除重心升高等疑慮，使因不安定而導致精氣渙散現象的風型體質恢復平靜，具備調節平衡的作用。

其次，練習此體式有助於強化位於下腹部的第二脈輪。第二脈輪具備強化自立心，提升生存能力，讓人不再仰賴他人的作用。

由山式展開後，可單獨進行本體式，或接在「英雄式Ⅰ」之後進行也很推薦。連續完成一系列瑜伽體式的作法稱為「Vinyasa（流瑜伽）」。

POINT

- 腰部確實下沉，感受下盤的安定。
- 注視往前伸展的指尖，提升專注力。

# [ Viparita Virabhadrasana ]

## －反轉英雄式（Reverse Warrior）－

Level 初級

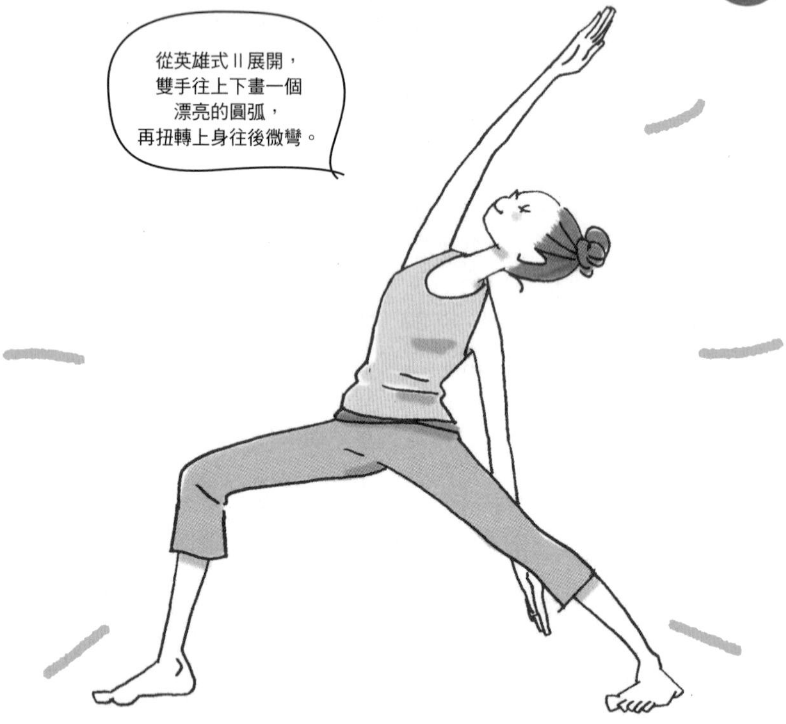
從英雄式Ⅱ展開，
雙手往上下畫一個
漂亮的圓弧，
再扭轉上身往後微彎。

DATA

動作 ● 扭轉

梵文 ● Virabhadra意思是「濕婆的化身」。

効能 ● 恢復冷靜。

影響體質 ● 抑制水型體質過剩現象。

對應脈輪 ● 第三脈輪（臍輪）・第四脈輪（心輪）

## 讓英雄的頭腦恢復冷靜的瑜伽體式

「英雄式」的變化體式之一。

本式有「反轉」的意思，英語稱為「反轉戰士式（Reverse Warrior）」，也是很常見的嶄新瑜伽體式。練習英雄式會讓人變得更勇敢，充滿積極進取的精神，搭配此體式則可讓人恢復冷靜。

由山式展開後，可單獨進行本式，或依序進行「英雄式Ⅰ」→「英雄式Ⅱ」→「反轉英雄式」亦可。

本式不是單純將身體往後倒，而是要讓自然往下移動的手臂鉤在後腳外側般，感受上身扭轉的力量，並微微往後彎曲。

**POINT**

- 集中感受心窩至腰部的感覺，將意識放在調節於該部位燃燒的消化之火。
- 想像視線輕柔又和緩地往下移動，觀照自身。

「英雄式I」的變化體式 ASANA 03c

# [ Supta Virasana ]

## －仰臥英雄式－

Level 初級

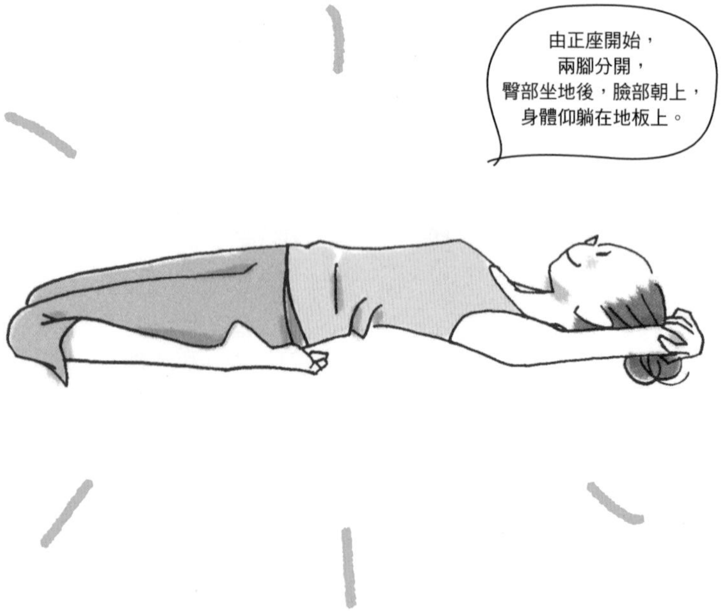
由正座開始，
兩腳分開，
臀部坐地後，臉部朝上，
身體仰躺在地板上。

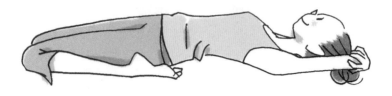

DATA

動作 ● 後彎　　體位 ● 仰臥

梵文 ● Supta意思是「仰」、「躺」。Vira意思是「英雄」。

效能 ● 消除胃腸等消化器官失調現象，舒緩壓力。

影響體質 ● 抑制水型體質過剩現象。

對應脈輪 ● 第二脈輪（生殖輪）・第三脈輪（臍輪）

## 解除英雄的煩惱，導入安穩睡眠的瑜伽體式

「英雄式」的變化體式之一。但不是以站姿完成動作，而是由站姿開始，謹慎地變換成坐姿，再轉換成仰臥的體位。

依據阿育吠陀醫學理論，此體式可對腰部周邊部位發揮作用，具備鎮定火型體質，改善以胃腸為首的消化系統功能失調等症狀。

眾所周知，肖像畫中的拿破崙總將手捂著胃部，可想見他在世時總是悄悄地撫摸著疼痛的胃腸……不管哪個時代，英雄也有不為人知的煩惱吧！此體式對於壓力引起的僵硬、淤滯、胃腸失調等症狀都很有效。

從正座開始，雙腳左右打開後，一邊吐氣，一邊仰躺在地板上。動作時盡量保持兩膝併攏，先以手肘支撐身體往後半仰，再慢慢仰躺到地板上。背部貼地後，保持呼吸，雙手往頭頂方向伸展；伸展雙手後，再於頭頂上方交互握住對側手肘。動作過程中，易出現身體呈弓狀或膝蓋離地等情形，請保持集中意識，在不覺得勉強的範圍內，讓身體盡量貼在地板上。

**POINT**

- **請仔細體會由內到外，整個身體緊繃、淤滯現象漸漸紓解消除的舒暢感覺。**
- **避免肩膀與腰部離開地板，集中意識，使肩膀、腰部盡量貼近地板。**

ASANA 04

# [ Utthita Trikonasana ]

## －三角式－

彎曲身體
構成精巧的三角形

Level
中級

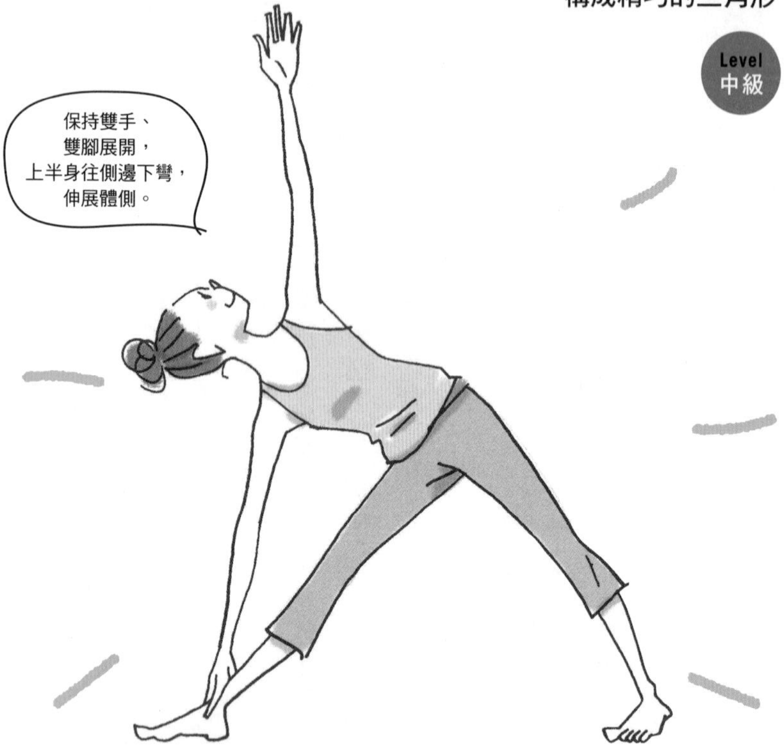
保持雙手、
雙腳展開，
上半身往側邊下彎，
伸展體側。

DATA

動作 ● 側彎

梵文 ● Utthita意思是「伸展」。Trikona意思是「三角」。

効能 ● 調節體內水分，促進水分流通。

影響體質 ● 抑制火型、水型體質過剩現象。

對應脈輪 ● 第二脈輪（生殖輪）・第三脈輪（臍輪）

## 伸展體側，最具代表性的側彎系瑜伽體式

終於出現前彎、後彎、扭轉三個基本動作以外的體式了！伸展身體側面部位的側彎動作，被稱為「側彎（Parsva）」系瑜伽體式。Parsva意思是「側、側面」。

側彎動作通常具備提升腹部周邊內臟機能，安定第二脈輪的作用。與控制水能量關係極為密切，可抑制阿育吠陀醫學所謂熊熊燃燒的火型體質，與冰冷僵硬的水型體質過剩現象。

「三角式」如同「英雄式」具有許多變化體式，譬如加入扭轉動作的「扭轉三角式（Parivrtta Trikonasana）」、彎曲前腳膝蓋的「扭轉側角式（Parivrtta Parsvakonasana）」、往斜前方彎曲的「深度側彎延展式（Parsvottanasana）」……各變化式繁多，本書暫不作詳細說明。連續進行三角式與其變化體式，可刺激冰冷僵硬的水型體質，活化身心機能；此外亦可鎮靜火焰般熊熊燃燒的火型體質，使之恢復穩定。

POINT

- 輕鬆愉快地伸展身體側面。
- 維持完成式並進行腹式呼吸，吐氣時腹部內凹，吸氣時腹部凸起。

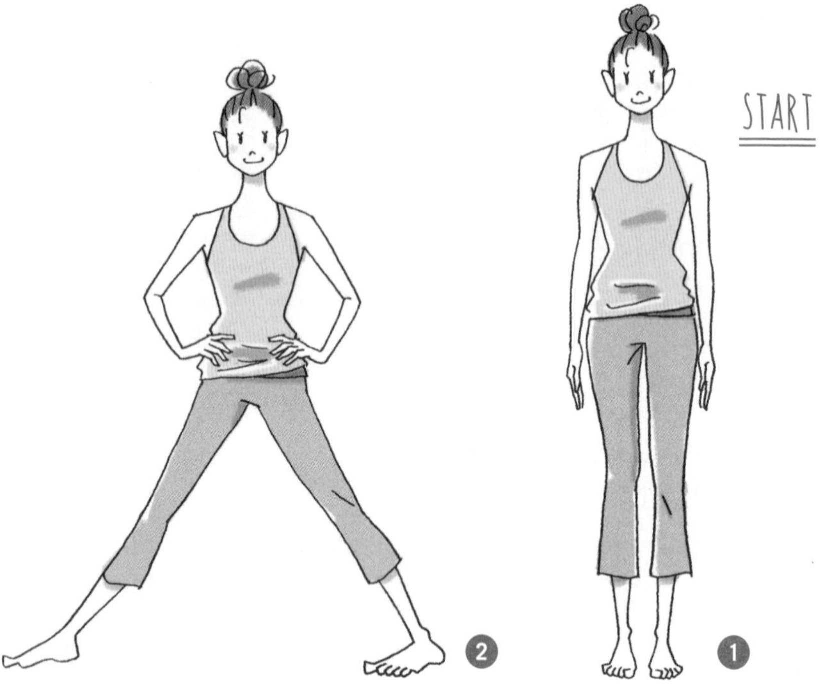


## ① 山式站姿

站立時雙腳微微打開，雙手自然垂放身體兩側。想像雙腳扎根大地，確實站穩。

## ② 雙腳大幅度打開

一邊吐氣，同時左腳後退一大步，兩腳距離約腰寬的三倍，骨盆及上半身向左轉（轉至正左，改變上半身方向）。其次，相對於右腳腳尖，左腳腳尖往外打開30度左右。雙手叉腰後吐氣，視線與骨盆朝向正前方。

雙腳保持安穩站定，想像從
右手指尖帶動上半身從中心
軸往外拉伸。

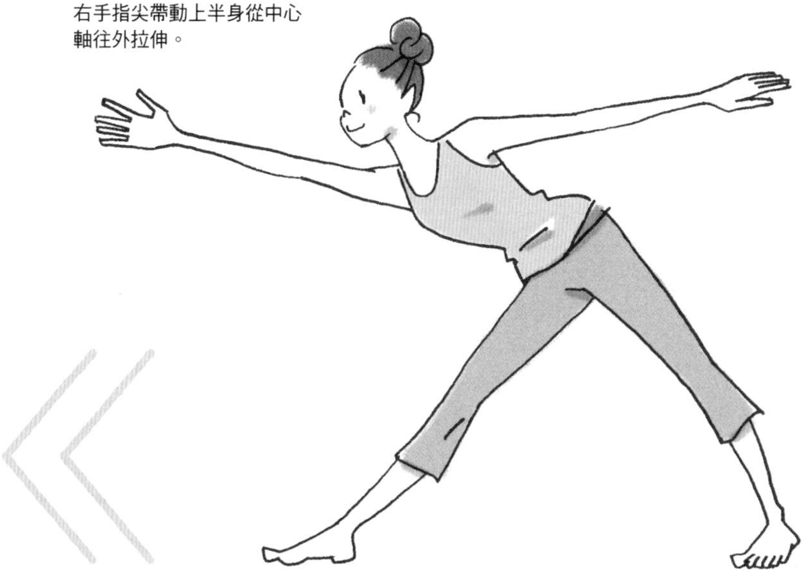

3

## ❸ 雙手前後打開、伸展

吐氣後，左右手水平展開，感受右手充分地伸展至指尖部位為止，再繼續朝右腳腳尖方向伸展出去。

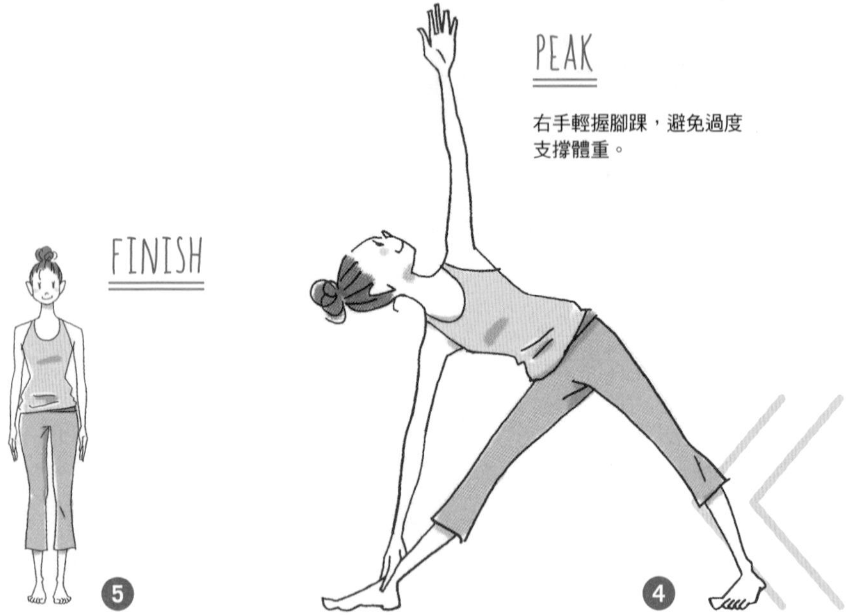
PEAK
右手輕握腳踝，避免過度支撐體重。
FINISH
5
4

4
## 右手輕握右腳踝或脛部，左手往天花板方向伸展

右手往下輕握右腳，一邊吸氣，左手如要穿破天花板般，筆直往天空伸展，視線看往上方。維持此姿勢，停留三個呼吸。

5
## 返回山式站姿

一邊吐氣，一邊慢慢挺起上半身，再慢慢放下雙手。吸氣的同時，左腳往前跨一大步，返回山式站姿。請一邊深呼吸，一邊體會做完體式之後，體內河川開始湍急流動的感覺。

**左右互換，重複❶至❺動作。**

## 影響體質

火型　水型

以胃腸為中心的腰部周邊，是人體內的火型體質區域。認真謹慎地執行具刺激腰部周邊部位作用的瑜伽體式，即可抑制火型體質過剩，鎮定焦慮與興奮的情緒；對於調節胃腸機能，改善飲食過量或沒胃口等食慾問題也很有幫助。本體式可極有效地控制構成火型體質的水能量，因此對同樣含有水能量的水型體質也可發揮作用，有助於消除因淋巴流通不順暢而引起的倦怠等現象。

›› 調節以胃腸為首的消化系統功能。

## 對應脈輪

第2脈輪　第3脈輪

伸展體側的三角式，主要作用部位為下腹部的第二脈輪（生殖輪）與腰部周邊的第三脈輪（臍輪）。第二脈輪主要控制水分調節機能，具促進淋巴液流通的作用。第三脈輪與消化能力有關，可幫助排毒、改善消化不良問題，促進全身代謝機能；對於改善心靈上的不消化問題、曖昧不明的情感或焦慮感等，效果亦值得期待。

›› 刺激第二、第三脈輪，溫熱過剩的水，解除停滯狀態，讓人變得更有活力。以火的力量為後盾，控制消化，燃起幹勁，促使停滯的水順暢流通循環。

# [ Anjyaneyasana ]

## －新月式－

月夜下自在翱翔的猿神

Level
初級

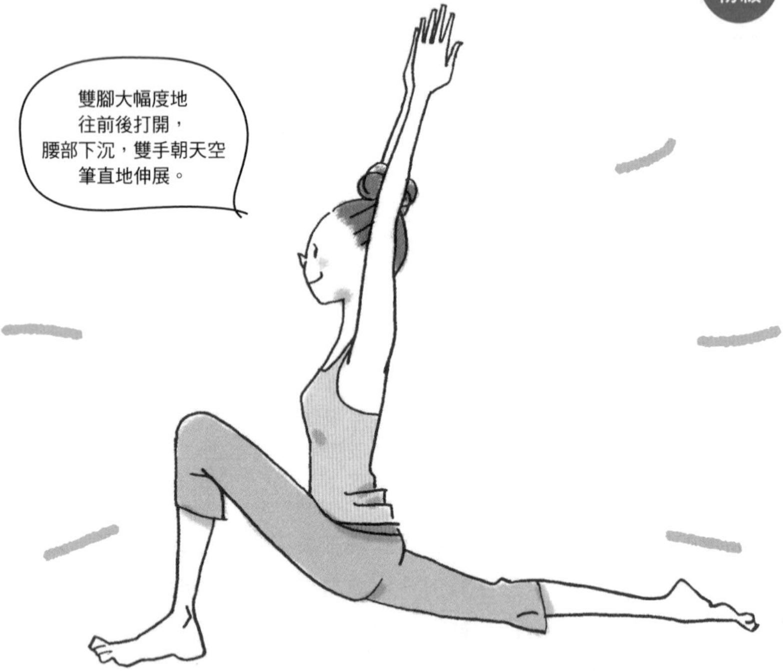
雙腳大幅度地
往前後打開，
腰部下沉，雙手朝天空
筆直地伸展。

DATA

動作 ● 後彎

梵文 ● Anjyaneya意思是出現在印度神話中的「猿」。

效能 ● 使髖關節變柔軟，矯正左右歪斜，強化軀幹。

影響體質 ● 抑制火型體質過剩現象。

對應脈輪 ● 第二脈輪（生殖輪）・第六脈輪（眉心輪）

## 主控制水分，也是拜月式中的瑜伽體式之一

「新月式」是現代通用的名稱，梵文原意為「猿神式」。經常被納入對應拜日式的拜月式序列之中。

猿神又稱為Anjaneya或Hanuman。印度兩大敘事詩之一的《羅摩衍那》中就有相關記載，在羅摩王子遠征斯里蘭卡時，得猿神相助，最終救出了他的王妃。請一邊想像月亮高掛的夜晚，在印度與斯里蘭卡天空中翱翔的猿神，一邊完成動作吧！

習慣動作後，將意識放在能量穴位（Marma，見P52）。

位於膝蓋部位的Janu Marma左右功能不同。右膝的能量穴位控制肝臟與Ranjaka Pitta（血液與膽色素），左膝的能量穴位控制脾臟、胰臟、Udaka Vaha Srotas（水分代謝）。繼而，距離膝關節上端約兩個拇指寬度的Ani Marma，也是促進水分代謝的能量穴位。動作時，前腳膝蓋到Ani Marma請確實打開，以調節身體的僵硬，並感受緊繃感的逐漸放鬆。

**POINT**

- **感覺身體兩側其中一側比較不容易完成此體式時，若是右側，原因可能在於肝臟；若是左側，則可能是脾臟、胰臟部位的問題影響。請帶著「往相應內臟部位傳送Purana（生命之氣）」的意念，來完成動作吧！**

START

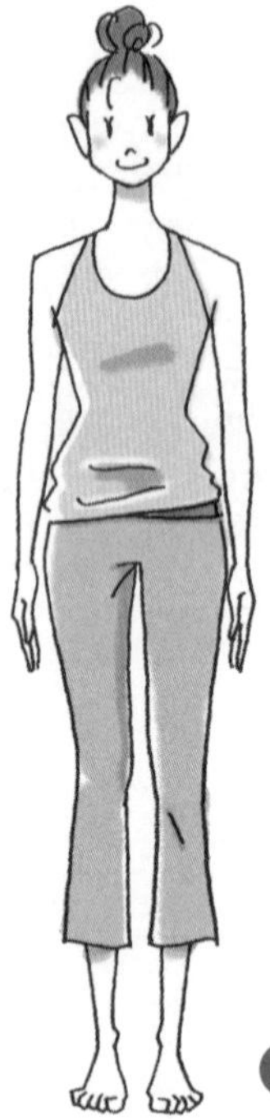

❶

❶ 山式站姿

站立時雙腳微微打開，雙手自然垂放身體兩側。想像雙腳扎根大地，確實站穩。

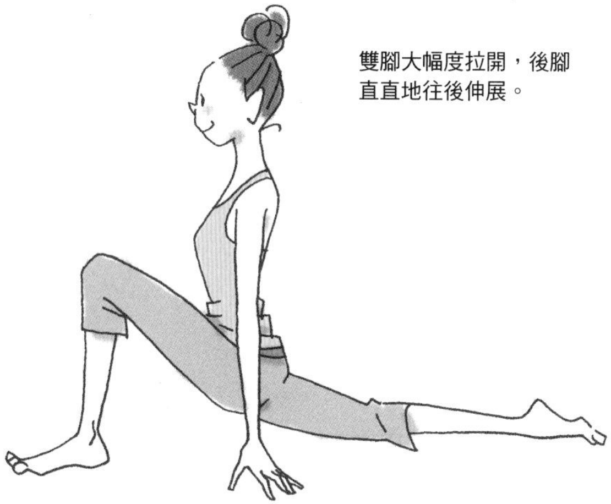


## ❷ 右腳往後跨一大步，腰部下沉

吐氣，右腳往後跨一大步，腰部下沉，雙手朝下置於左腳兩側。然後吸氣、擴胸，同時將兩手放在左膝上。

再來將雙手放鬆，輕鬆地垂放在身體兩側，維持此姿勢，停留三個呼吸。

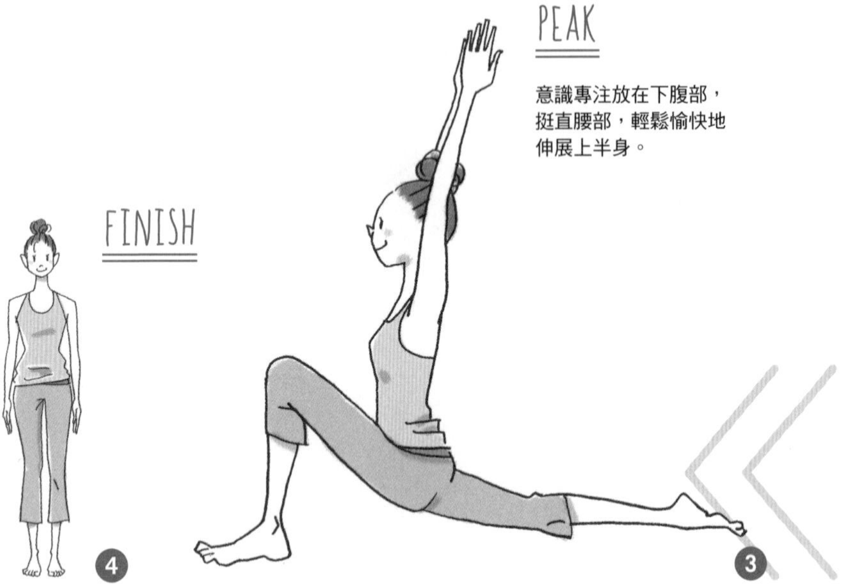
PEAK
意識專注放在下腹部，
挺直腰部，輕鬆愉快地
伸展上半身。
FINISH
4
3

## ❸ 雙手朝天空伸展

繼續吸氣，同時雙手往上方伸展，在此停留三次呼吸。過程中，將意識集中在往後伸展的右側大腿，並細細體會彎曲膝蓋的左大腿緊貼腹部左側時的感覺。接著，上半身往高高舉起的雙臂方向伸展。

## ❹ 返回山式站姿

雙手慢慢往下移動，右腳往前跨一大步，返回山式站姿。一邊深呼吸，一邊體會相較於動作前，髖關節變得更柔軟，以及左右歪斜的身體得到矯正後的差異。

**左右互換，重複❶至❹動作。**

## 影響體質

火型

新月式可刺激腰部周邊的火型體質區域，因此基本上可抑制火型體質過剩，消除焦慮心情與改善胃腸發炎等症狀。請將意識集中在下腹部，彷彿施力令其壓向前腳大腿般。

練習此體式時，不要只是照本宣科地完成動作，請試著一邊與自己的身體對話，一邊思考如何進行至完成式。精神無法集中、心中充滿不安情緒時，朝下注視著大地，抑制風型體質過剩即可。身心虛冷緊繃時，使勁地抬高雙手，即可達到抑制水型體質過剩的效果。

›› 對火型體質發揮作用，消除焦慮心情與改善胃腸發炎症狀。

## 對應脈輪

第2脈輪　第6脈輪

新月式的基本作用是刺激下腹部的第二脈輪（生殖輪）。第二脈輪可控制體內的水分，因此新月式具備調節水分、改善身體浮腫、減輕下半身重量等效果。所以，它除了可抑制火型體質外，還能為第三脈輪（臍輪）調節出絕佳的平衡狀態。

當我們能夠確實地放低腰部，完成向上的姿勢後，新月式對眉間第六脈輪（眉心輪）的影響就會漸漸顯現出來。此時即建議仰賴更直觀的靈感，彷彿沐浴著藍白色的月光般來完成瑜伽體式動作。

›› 控制水分，減輕身體浮腫程度。

# [ Parsva Chandrasana ]

## －另一種新月式－

Level 中級

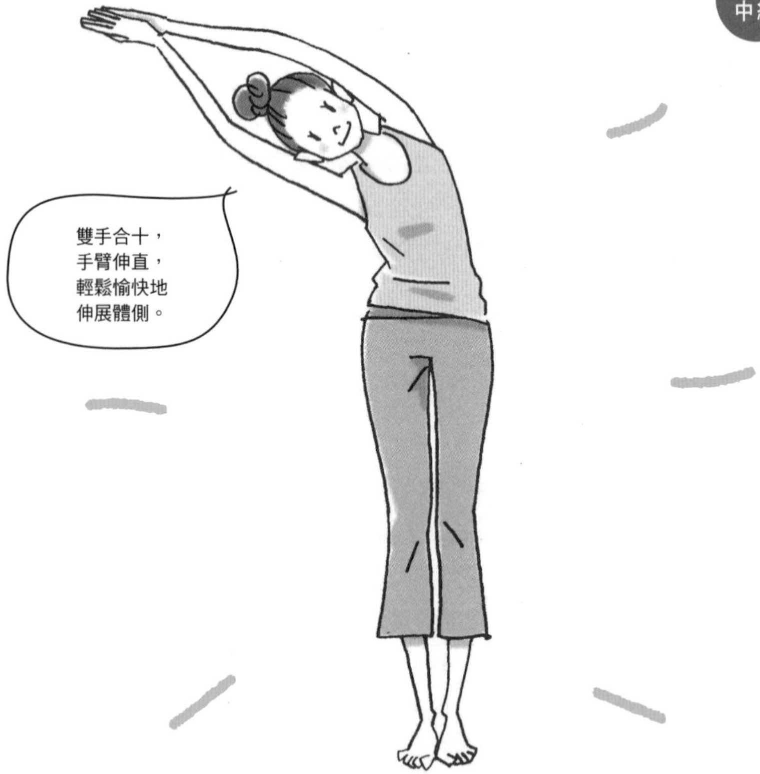


DATA

動作 ● 側彎

梵文 ● Parsva意思是「側面」，Chandra意思是「月」。

効能 ● 柔軟髖關節，矯正左右歪斜，強化軀幹。

影響體質 ● 抑制火型體質過剩現象。

對應脈輪 ● 第二脈輪（生殖輪）・第三脈輪（臍輪）

## 看起來像極了上弦月的另一種新月式

前文提過的新月式，梵文意為「猿神」。直覺敏銳的人想必已經發現，是的，另外還有一種完全意指月亮的瑜伽體式，那就是本單元要介紹的新月式。Parsva意思是「側面」，Chandra意思是「月」。

昭和60年（1985）發行，古川咲子老師撰寫的《瑜伽全書》（池田書店發行）中也曾介紹過「新月式」。現代流通與講述的名稱與動作眾多，到底哪一種才正確呢？

瑜伽就是這樣，用詞與體式動作常因流派或個人而不同。瑜伽通融無礙又無標準答案，因此體式動作也隨著時代或個人而改變。

想必也會有不少人在閱讀本書後，發現書中介紹的體式動作與瑜伽教室教的不一樣，因而感到苦惱吧？到底哪一種才正確呢？當你為這個問題而煩惱時，請問問自己的身體，哪一種體式才能讓今天的你愉悅自在？依循自己的身體狀況進行練習，就是最適合當下的選擇。

**POINT**

- **採山式站姿，雙手手臂朝天花板伸展後，雙手合十。完成動作後，依序伸展左右體側。**
- **進行體式動作時，請避免身體前傾。**

ASANA 06

# [ Garudasana ]

## －鷹式－

載著毗濕奴飛翔的鳥王

Level
中級

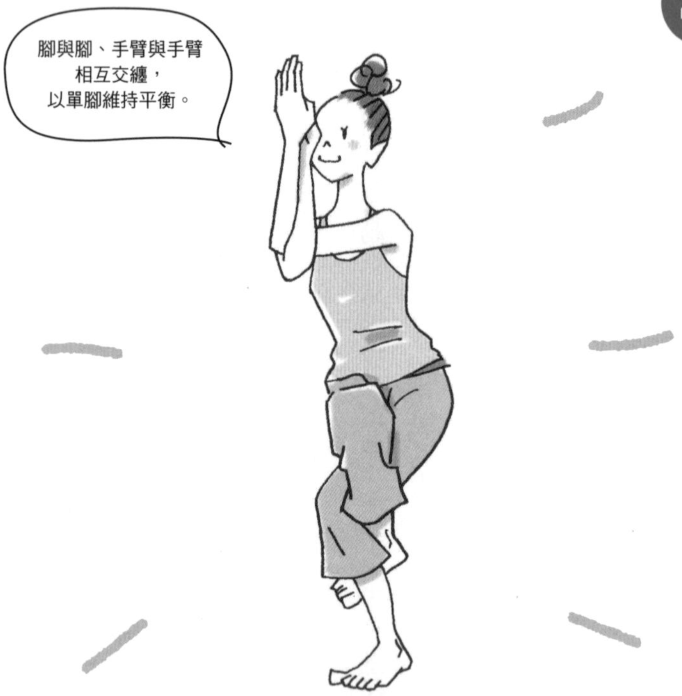


DATA

動作 ● 平衡

梵文 ● Garuda意思是「鷹」。

効能 ● 提高生命力，強化小腿、膝蓋、腳踝，改善肩膀痠痛症狀。

影響體質 ● 抑制風型、火型過剩現象。

對應脈輪 ● 第四脈輪（心輪）

## 獲取不死神鳥的生命力

神鳥嘎茹達（Garuda）為印度三大神明之一，毗濕奴所騎乘的「鷹」。與其說祂是鷹，不如說祂是閃耀著金光的不死鳥、鳳凰、神鳥更容易想像。依據印度神話記載，嘎茹達展開紅色翅膀在天空中飛翔，白色的臉，金色身體，喝著名為「甘露」的長生不老聖水而克服死亡，其主食為具有毒性的眼鏡蛇。嘎茹達是威猛無比，連劇毒都能夠吃下肚的鳥王。

《葛蘭達本集》2・36章節中描述：「一隻腳的脛部與大腿，壓著支撐身體其他部位的腳，以雙腳膝蓋穩穩地維持身體平衡，雙手併攏置於膝蓋上。此體位即嘎茹達。」※述敘中的體式型態雖與現今大不相同，但可清楚地瞭解這是起源相當久遠的瑜伽體式。

重點是在自己的能力範圍內，確實地達到嘎茹達的境界。我訪問過的印度醫院，曾請患者進行雙腳不交纏，只以雙手做出嘎茹達姿勢的簡易版鷹式。據院方的說明：「患者如此練習後可提升專注力，排除對疾病的負面思考，使治癒力得以提升。」徹底成為克服死亡的嘎茹達，體會其生命力，就是進行此瑜伽體式的最主要目的。

POINT

- 交纏雙臂後，使手肘位於身體中心，維持該姿勢。
- 若覺得同時使雙腳、雙臂交纏有困難，進行手、腳動作分開的挑戰即可。
- 腳底完全踩實地面，以支撐體重維持身體平衡。

※引用自《續編・瑜伽根本教典》（平河出版社）。

START

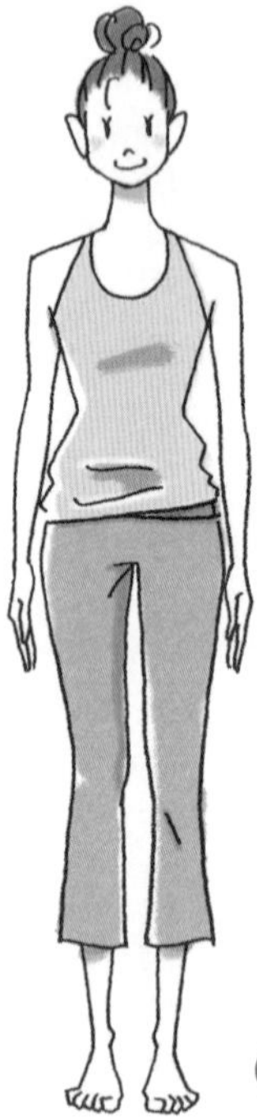

❶

## ❶ 山式站姿

站立時雙腳微微打開，雙手自然垂放身體兩側。想像雙腳扎根大地，確實站穩。

### 小知識

**何謂甘露（amṛta 阿彌唎哆）？**

神鳥嘎茹達喝的「甘露」是印度神話中的神祕飲料，傳說喝下甘露就能長生不老。

這是提婆族（諸神）確立世界統治權之前的神話。諸神年老後權力式微，而阿修羅族（魔族）企圖篡奪權位。而為了長生不老，諸神須取得靈藥甘露。於是，維持之神毗濕奴與阿修羅族協商合作，提出一起攪拌天界之海，取得並平分甘露的重大計畫。最後他們面對種種磨難，依然不停地攪拌天界之海長達千年之久，終於將天界之海攪拌成牛奶般的白濁狀態，完成喝了就能長生不老的甘露靈藥。

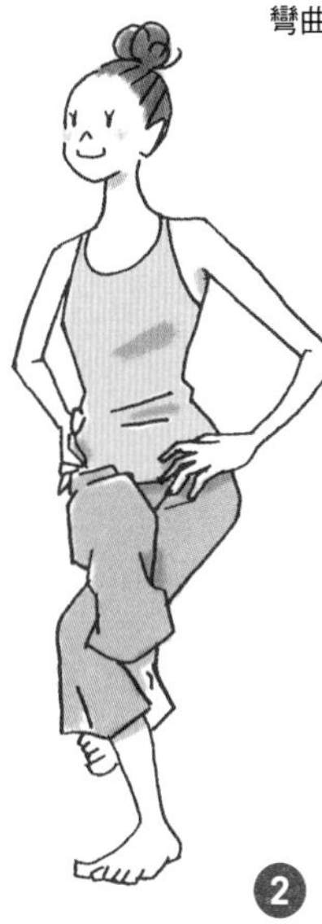


## ❷ 右腳交纏於左腳上

雙手叉腰。雙膝微彎，右腳由上往下繞過左大腿，交纏於左腳上。左腳確實著地以支撐身體。

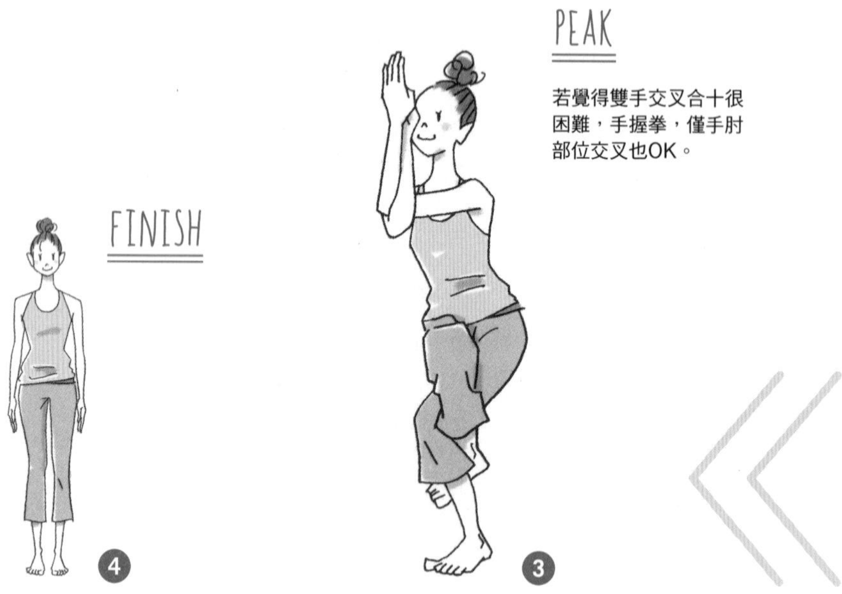
PEAK
若覺得雙手交叉合十很困難，手握拳，僅手肘部位交叉也OK。
3
FINISH
4

### ❸ 雙手交纏在一起

左手置於右肩上，右手置於左肩上，再使手肘部位交叉，雙手掌心相對合十。接著在吐氣的同時腰部下沉；吸氣，朝天花板方向抬高交纏在一起的雙手。維持此姿勢，停留三個呼吸。

### ❹ 返回山式站姿

吸氣，腰部往上，並慢慢地鬆開交纏在一起的雙手。雙手鬆開後，先暫時搭在肩上再往下叉腰。放下交纏的右腳與叉在腰部的雙手，返回山式站姿。體會一下做完體式後的餘韻與身體上產生的變化吧！

**左右互換，重複❶至❹動作。**

## 影響體質

風型　火型

從阿育吠陀醫學觀點來說，進行此瑜伽體式時，從腰部下沉以降低重心穩定身體，到雙手交纏的動作，都使姿勢更加複雜；但放開交纏的雙手時，可刺激自由的風型體質，對風的能量產生強大的作用。本體式就像在天空飛翔的鷹，自由地控制著風的能量，最適合調節紊亂不安定的風型體質。其次，胃腸狀況不佳時，不妨試著將纏腳的腳尖，靠在支撐腳的小腿肚下方的能量穴位，亦即Indra Vasti Marma（中醫名稱「承山穴」），對於提升消化火焰Agni（消化之火），調節紊亂火型體質的效果值得期待。

›› 對消化系統發揮作用，調節不安定的胃腸。

## 對應脈輪

第4脈輪

本式雙手交纏於胸前，可刺激位於胸部的第四脈輪（心輪）。其次，雙手合十刺激位於手掌心的Tala-hrdaya Marma能量穴位（勞宮穴），就能激勵掌管免疫系統的胸腺，得到不死鳥般的生命力、治癒力、免疫力。腳底中央也有一個稱為Tala-hrdaya Marma的能量穴位（湧泉穴）。體式動作駕輕就熟後，不妨同時意識著踩在地上的Tala-hrdaya Marma，以及位於胸前雙手的Tala-hrdaya Marma與位於胸部的第四脈輪，調節全身的平衡。

›› 提高生命力，調節身體的整體平衡。

## ASANA

### 練習時意識集中於立起骶骨

# 坐姿體位法

接下來將話題轉移到坐姿瑜伽體位法吧！從事瑜伽活動時，非常推薦採用可放鬆全身，輕鬆愉快地完成動作的坐姿體位法。據廣為熟知的瑜伽聖典《瑜伽經（Yoga Sutra）》記載，體位法（Asana）係指冥想時的坐姿。其後，《葛蘭達本集》、《哈達瑜伽經》等著重體式的哈達瑜伽聖典，仍以坐姿體位法較常見。

但現代瑜伽愈來愈常見站姿體位法的練習，坐姿體位法中的「金剛坐（Vajrasana）」等，卻愈來愈少人採行。Padmasana（蓮花坐姿）也是最近才獲得重視，被認為是非常適合在進行呼吸法與冥想時採用的體式。從瑜伽的發展中，或許也能看出時代的變遷吧！此外，Asana一詞雖意為「姿勢」，其源起卻是從動詞「坐」轉化而來的名詞。

# INDEX

# [ Dandasana ]

## －手杖式－

支撐自立的可靠之杖

Level 初級

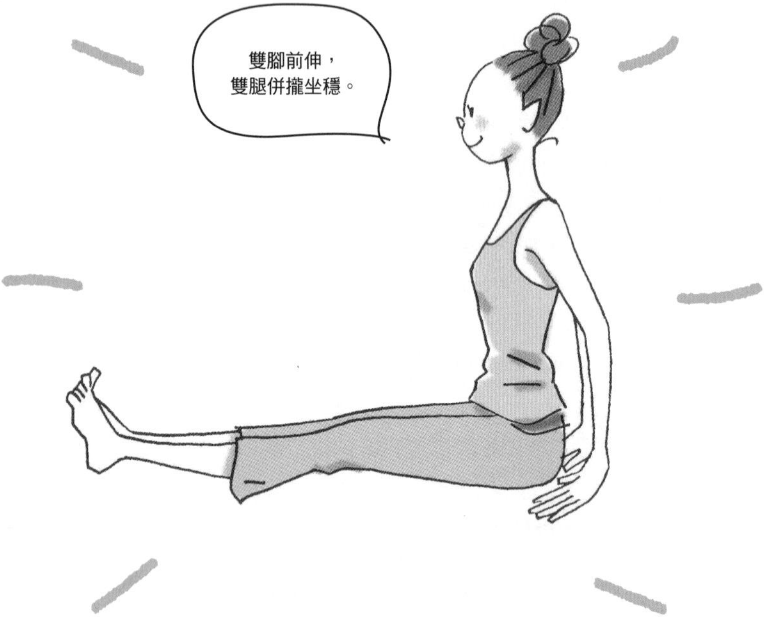


DATA

動作 ● 平衡

梵文 ● Danda意思是「杖」。

效能 ● 安定紊亂的身心。

影響體質 ● 抑制風型體質過剩現象。

對應脈輪 ● 第一脈輪（海底輪）．第七脈輪（頂輪）

## 象徵安定的坐姿基本體式

坐姿的基本體式有好幾種，這是其中之一。是雙腳往前伸直後穩穩端坐在地板上的體式。日語又稱「長座」。學會此體式後，就能正確地完成反向棒式等各種坐姿體位法。

必須留意的是，不能依靠置於背後的雙臂支撐體重。因為手臂不是杖，自己才是自身自立的杖。靠手臂支撐就本末倒置了！

完成體式後，讓意識觀照全身，確認是否出現偏位或歪斜。然後徹底地成為一支可支撐輕盈動作的杖，讓自己進行任何瑜伽體式都能輕鬆駕馭。

此外，請感受坐骨平穩坐地，安定骨盆，伸直背脊，放鬆頸部，讓頭頂至尾骨之間的背脊自然呈現漂亮的弧形曲線！

**POINT**

- **避免以手支撐體重。**
- **想像上半身與下半身呈直角狀態。凡事起頭難，將意識擺在挺直骨盆的動作上吧！**

PEAK

指尖朝前指向自己。
左右坐骨確實支撐體重，
挺直骨盆。

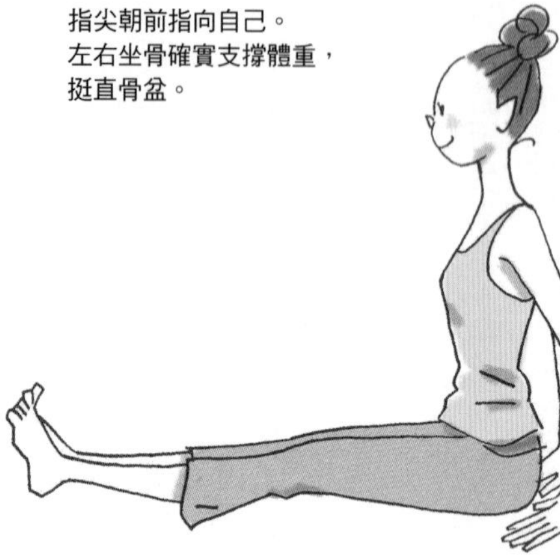

1

## 1 雙腳併攏坐在地板上

雙腳併攏，坐在地板上。左右坐骨平均支撐體重，腹肌與背肌均衡作用，伸展背肌。若身體狀況許可，雙腳腳尖回勾朝向天花板，讓膝蓋後側也伸展開來。

胸部微微往上提，降低肩胛骨，避免重心往後，雙手微微地撐在臀部後方。但需避免讓雙手支撐全部體重。請放鬆身體，靠自身的力量挺起上半身，並確實地伸展雙腿。

注意 ● 坐下後若不以坐骨支撐體重，易出現膝蓋彎曲、彎腰駝背、下巴往前推出等不良姿勢。

## 影響體質

風型

安定感十足的手杖式，堪稱是最能增強安定力量的坐姿體位法之中的最基本體式。對於騷動不安、失去平靜的風型體質過剩現象，具有強勁的抑制作用。
風型體質具有擾亂物質的「異化作用」。練習此瑜伽體式，能促使內臟、骨盆等部位回歸正常位置，最適合用於抑制風型體質的異化作用。
此外，進行可抑制風型體質作用的其他體式時，亦可從手杖式展開，先觀察自身內部的安定狀況；結束所有體式後再返回手杖式坐姿，確認風型體質是否安定、是否達到平衡，這樣一來效果更好喔！

>> 強烈的安定感促使內臟或骨盆等回歸正常位置。

## 對應脈輪

第1脈輪　第7脈輪

手杖式對位於骨盆底下，打造身心基礎的第一脈輪（海底輪），與位於頭頂上，超越自我的第七脈輪（頂輪），都有良好的作用，可調節身心整體狀況。
其次，脊椎是由7個頸椎、12個胸椎、5個腰椎，以及骶骨、尾椎骨構成。脊椎骨之間有具緩衝作用的椎間盤，像座墊般富彈性，具承受壓迫的抵抗力。此體式能夠正確地維持脊椎骨，奠基健康身體的基礎，可說至為重要。

>> 強化身心基礎與頂輪，調節整個身心狀況。

不同於「手杖式」的坐姿基本體式 ASANA 07a

# [ Vajrasana ]

## －金剛坐－

Level 初級

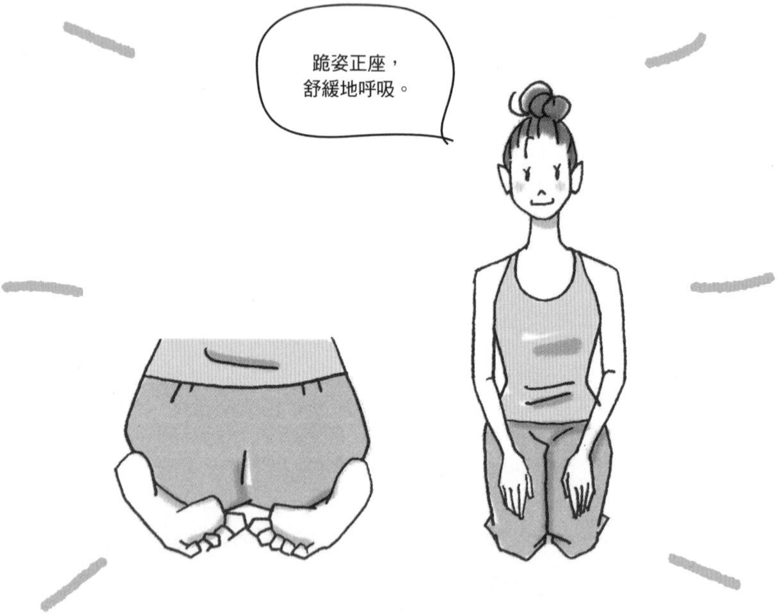


DATA

動作 ● 平衡

梵文 ● Vajra意思是「鑽石」。

效能 ● 調節身心平衡，使身心更安定。

影響體質 ● 抑制風型體質過剩現象。

對應脈輪 ● 第一脈輪（海底輪）・第七脈輪（頂輪）

## 讓人如鑽石般，安定不動搖的瑜伽體式

Vajr意思是「金剛石」、「鑽石」，日本亦稱為「正座」、「端坐」，是非常重要的坐姿基本體式之一。《葛蘭達本集》2・12章節中記載：「大腿如金剛石（鑽石）般堅硬，雙腳置於肛門兩側。這就是金剛坐姿。瑜伽行者採此坐姿即可得真正成就。」※

人類的心靈與身體起初都處於完全平衡的狀態，能夠非常健康地維持運作。人若能放開無謂之物，回歸自然運作，身心自然能漸漸趨向平衡。擁有鑽石之名的這種體式，就是在傳達必須以減法刪去過剩物質的意義。去除多餘的物質後，出現的一定是閃耀的自己，而不是減少的自己。

當生活愈來愈現代化，採用正座（跪坐）的機會也愈來愈少。但日常生活中稍微撥出一點時間跪坐，就能輕易地修正膝蓋骨。不過若有膝蓋疼痛問題，那就另當別論了！正確的跪坐能夠預防膝蓋骨軟骨硬化症、膝關節老化等狀況（P251起的佐保田鶴治老師相關介紹單元中也會談到此體式）。



**POINT**

- **重點為雙膝併攏，拇趾尖輕輕地靠在一起。雙腳拇趾不重疊，以免骨盆高低不平。**
- **雙手擺在大腿上，放鬆肩膀，手肘不張開，靠近身體兩側。**

※引用自《續編・瑜伽根本教典》（平河出版社）。

# ASANA 08

# [ Sukhasana ]

## －簡易坐－

透過冥想以達到高度精神狀態的第一步

Level
初級

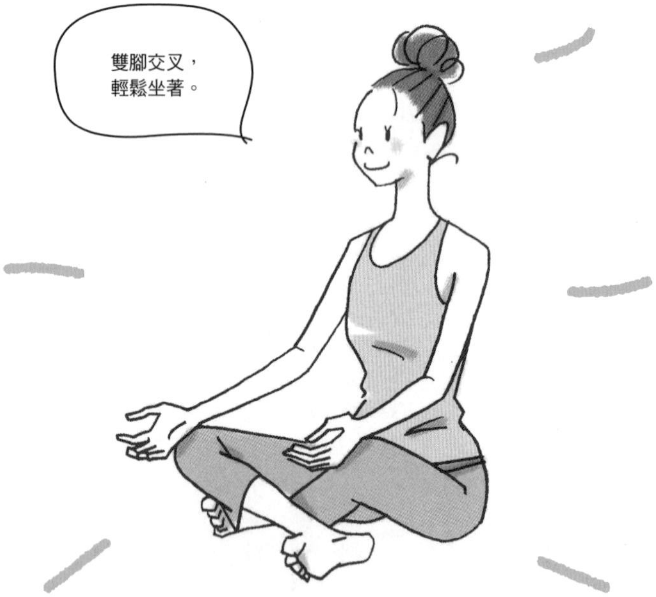


DATA

動作 ● 平衡

梵文 ● Sukha意思是「輕鬆」、「容易」。

效能 ● 安定恥骨、骨盆底部，調整姿勢，提升髖關節柔軟度。

影響體質 ● 抑制風型體質過剩現象。

對應脈輪 ● 第一脈輪（海底輪）

## 輕鬆無壓力的瑜伽體式

Sukha意為「輕鬆、舒適、幸福、喜悅」等，意思是說，這是一個可輕鬆愉快地坐著的體式，又稱「幸福座」。

雖然可以輕鬆愉快地坐著，但可不是彎腰駝背，坐沒坐相喔！而是姿勢端正，不過度緊張，身體不偏不倚地坐著。這是最適合長時間冥想時採用的坐姿，身體不必承受多餘的壓力，輕鬆坐著就好。也是最基本的坐姿體位法之一，在進行呼吸法或連結體位法時經常會用到。

本單元介紹的是交叉雙腳的坐法。所謂的「幸福座」亦是指此坐姿，但特指一隻腳的腳跟靠近恥骨，另一隻腳的腳跟並排置於前方，恥骨至雙腳腳跟呈一直線的「簡易坐」坐姿。

雖說是輕鬆愉快的體式，但髖關節較僵硬的人很難長時間維持此坐姿。髖關節較僵硬的人，進入體式前必須放鬆該部位。放鬆方法為坐下後，雙腳往前伸直，接著彎曲右腳，腳跟置於左大腿根部一帶，右手壓右膝，使右膝更靠近地板。再讓右膝如要靠近身體似地，以膝蓋頭往內畫圓三次（再同樣往外畫圓）。並以相同要領放鬆左腳。

POINT

- 放鬆肩膀，輕鬆地完成動作。
- 以能夠輕鬆呼吸的姿勢為佳。但腰部倒向前、後就NG囉！
- 本體式不適合膝蓋疼痛或損傷（尤其是有半月板受傷等情形）者練習。

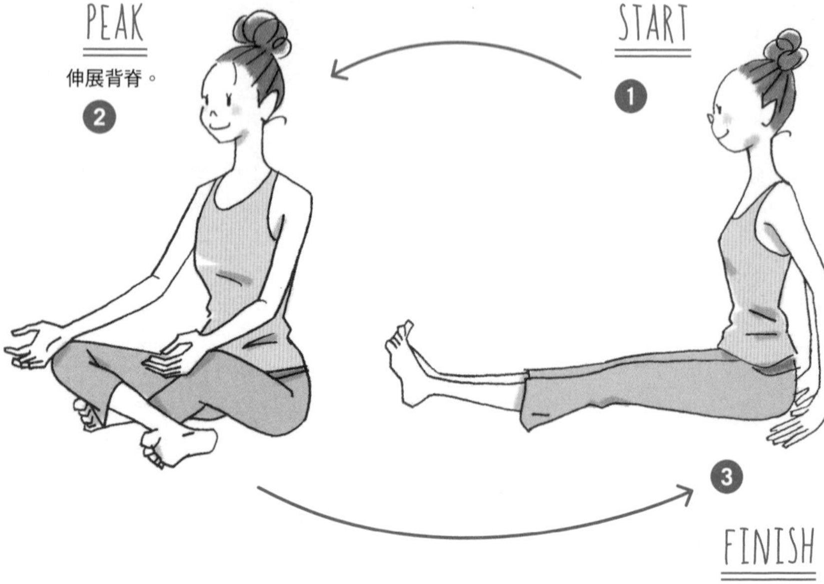
PEAK
伸展背脊。
2
START
1
3
FINISH

## 1 採手杖式坐姿

雙腳併攏，坐在地板上。左右坐骨平均支撐體重，雙手在臀部後方輕輕撐地，拉提上半身。

## 2 雙腳交叉後坐穩

雙腳交叉，坐骨貼地坐穩。手掌朝上，置於膝蓋上。

注意● 易出現總是讓同一隻腳在內側的情形。為避免身體出現左右差異，請記得讓左右腳輪流交換內外位置。

## 3 返回手杖式坐姿

一邊吐氣，一邊慢慢地挺起上身，伸直雙腳，返回手杖式坐姿，放鬆體會簡易坐的餘韻。

## 影響體質

風型

如同大部分坐姿體位法，適用於抑制、調節輕盈不安定的風型體質過剩現象。尤其是風型體質易增加的冬季期間，常做這個體式可避免身體組織太乾燥或出現虛冷現象，使呼吸與自律神經更安定。

其次，這種具安定作用的坐姿，最適合於風型體質易增加的傍晚時段至水型體質易增加的夜晚時段進行。

>> 抑制風型體質過剩，調節自律神經。
最適合冬季或夜晚進行。

## 對應脈輪

第1脈輪

坐骨部位穩穩地坐在地板上，確定骨盆部位並未出現左右差異後，拉提脊椎，對調節第七脈輪的整體平衡效果極佳。本體式結合生命之氣的生命力與精神能量的心靈之力，是進入高度自覺狀態的第一步，調節第一脈輪（海底輪）平衡的效果最卓著。

其次，本體式可調節會陰至頭頂部位的能量流通狀況，亦具備調節陰陽平衡的作用。尤其是女性將右腳腳跟抵在恥骨部位，男性將左腳腳跟抵在恥骨部位，就能啟動能量的開關。

>> 對七個脈輪（尤其是第一脈輪）發揮作用，
調節全身平衡狀態。

# [ Baddha Konasana ]

## －束角式－

安坐於蓮花上
美麗幸福女神的優雅一禮

Level
初級

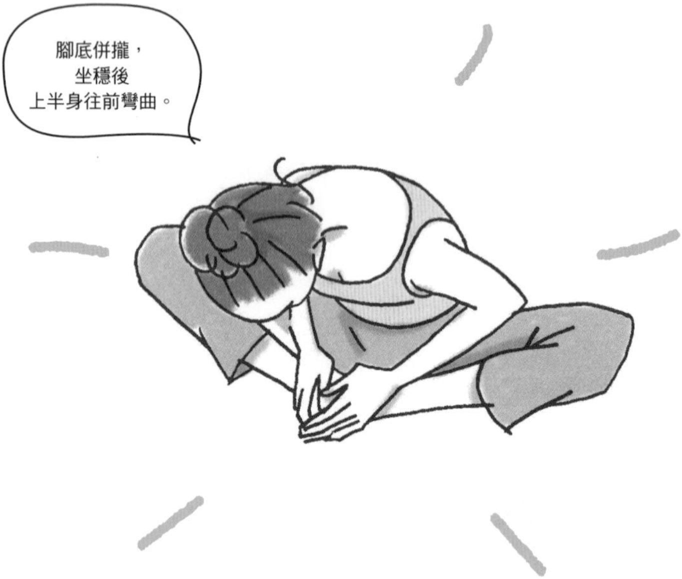


DATA

動作 ● 前彎

梵文 ● Baddha意思是「束縛」。Kona意思是「角度」、「彎曲」。

効能 ● 調節女性生理機能、骨盆不正，改善便祕，順利生產。

影響體質 ● 抑制風型體質過剩現象。

對應脈輪 ● 第二脈輪（生殖輪）

## 讓女性更幸福漂亮
## 從拉克希米王妃體式開始

雙腳腳底併攏的坐姿，又稱「蝴蝶坐（Bhadrasana）」。此坐姿象徵印度神話中的毗濕奴王妃拉克希米（Laksmi），在盛開的蓮花上，香氣優雅、光芒閃耀的美麗坐姿。祂是人們崇拜景仰的吉祥女神，能夠為人們帶來財富與幸運，被尊稱為Bhadra（吉祥），因此日文漢字亦名「吉祥座」。

但《葛蘭達本集》2・9章節中的蝴蝶坐相關記載為：「雙腳腳跟交叉後置於睪丸下方，雙手於背後交叉，分別抓著腳拇趾。」※與現在的體式明顯不一樣。

加入前彎動作後，「蝴蝶坐」就又稱為「束角式」。此瑜伽體式具有促進骨盆底肌肉筋膜血液循環、增進女性機能等作用，對於調節女性生理機能效果卓著。據相關研究報告顯示，此體式亦具備改善女性生理痛、子宮肌瘤等作用，有輔助卵巢功能、改善泌尿系統疾病、坐骨神經痛、靜脈瘤等效果。懷孕中婦女若練習去除前彎動作的此體式，更可減輕分娩疼痛，順利生產，是廣為人知的安產瑜伽體式。

POINT

- 雙腳的腳底完全併攏確實不容易，因此腳尖部位併攏即可。
- 上半身往上、再往上伸展，同時雙腳膝蓋往左右側打開。重點是，兩側膝蓋絕對不能勉強往地板上壓。
- 動作時不妨想像著「俯瞰時的整個身體呈現倒T形」。

※引用自《續編・瑜伽根本教典》（平河出版社）。

START

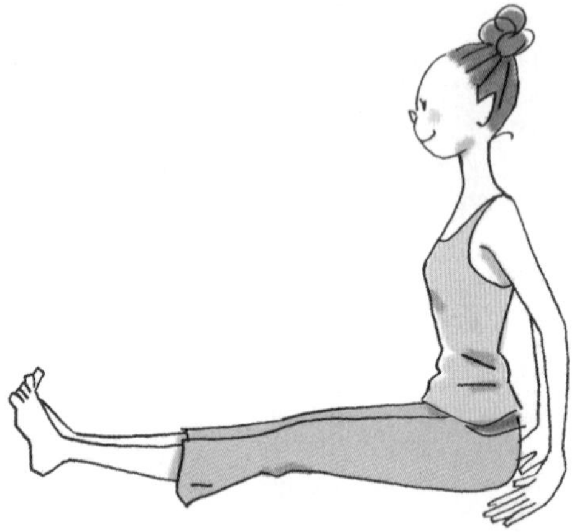

1

## 1 採手杖式坐姿

雙腳併攏，坐在地板上，左右坐骨平均支撐體重，腹肌與背肌均衡作用，伸展背肌。雙手在臀部後方輕輕撐地，拉提上半身。

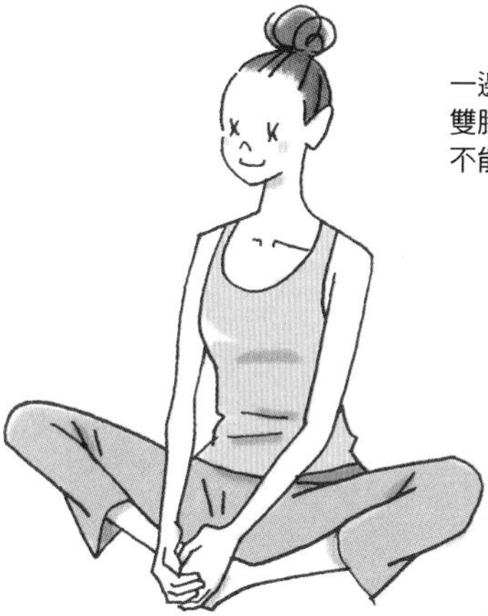

一邊往上伸展上半身，同時雙膝往左右打開。雙膝絕對不能勉強壓向地板。

❷

## ❷ 腳底併攏

雙腿曲膝往左右打開，腳底併攏，雙腳的腳跟靠近恥骨部位。量力而為，吸氣後雙腳靠近恥骨，然後伸展背脊。這就是「蝴蝶坐」。徹底成為美貌女神拉克希米，擺出優美的坐姿吧！孕婦可跳過❸，直接進行❹。

注意 ● 孕婦先做到❷蝴蝶坐就好。練習蝴蝶坐有助於減輕分娩疼痛，是孕婦瑜伽的常見體式。

PEAK

做前彎動作時，必須以髖關節不會疼痛為原則。動作時請想像著把呼吸送往髖關節。

FINISH

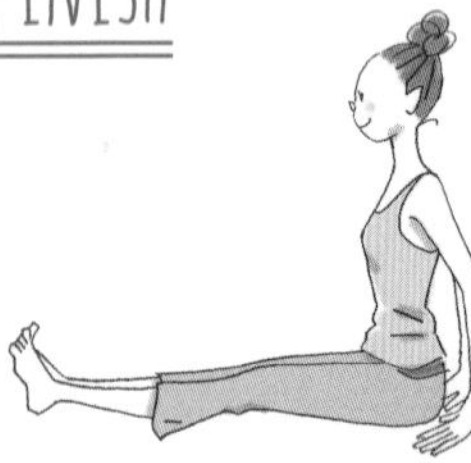

4

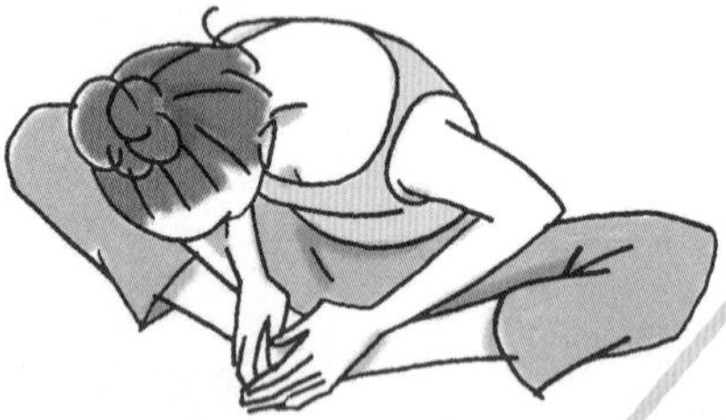

3

### 3 前彎

一邊吐氣，一邊慢慢地往前彎曲上身，伸展背部。若身體狀況許可，上半身可往前彎曲至下顎碰觸地板。動作過程中呼吸3至5次。腰部穩定的人，可更進一步地打開雙膝，雙手往前伸展，肩膀盡量靠近地板。

此時請注意雙膝的打開狀況，若左右出現明顯差異，可能是平常經常翹腳或側坐等姿勢不良所致，需多加留意日常生活中不經意養成的習慣。

### 4 返回手杖式坐姿

一邊吐氣，一邊慢慢挺起上半身，雙腳伸直，返回手杖式坐姿。放鬆體會束角式的餘韻。

## 影響體質

風型

本體式可放鬆易因風型體質過剩而萎縮的骨盆底肌肉筋膜，有助於由體內消除緊張。搭配前彎動作，對於風型體質過剩的改善效果更好，有助於淨化腹部與腰部。

此外，亦有預防泌尿系統疾病、坐骨神經痛、腰部椎間盤突出等問題，及預防、改善靜脈瘤的作用。從阿育吠陀醫學觀點來說，這些症狀都是風型體質過剩所致。

›› 調節風型體質的平衡狀態，淨化腹部與腰部周邊部位。

## 對應脈輪

第2脈輪

本體式可活化與女性性徵息息相關的下腹部第二脈輪（生殖輪）。坐骨朝向後方，放鬆下腹部，一邊將意識放在腹式呼吸上一邊完成動作，使意識導向第二脈輪與Vasti Marma能量穴位，調節第二脈輪的水能量平衡，可讓自身水嫩漂亮且擁有豐富的情感。

此外，對於骨盆底的第一脈輪（海底輪）也會造成影響。位於骨盆底的會陰為生產胎兒的部位，當人如臨深淵、感覺生命面臨某種危險時，就會突然緊縮；其氣場（energy spot）與紅色能量、熱情與生命的泉源、腳踏實地生存於現實中的能力、下半身的血液循環等息息相關。此體式打開雙腿與束角的動作，並將意識集中在會陰部位，目的就是為了導引出生命力。因此，將意識專注在正確的作用部位極為重要，但雙腿如果勉強打得太開反而易造成反效果，進行時還請量力而為。

›› 讓人充滿水嫩豐腴之美與豐富的情感。

# [ Janu Sirsasana ]

## －頭碰膝式－

以大腿溫熱腹部
喚回安定與自立

Level
初級

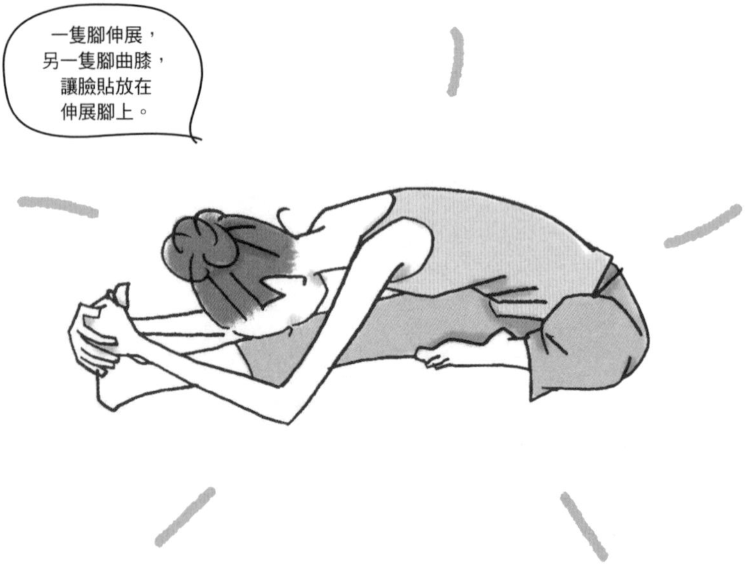
一隻腳伸展，
另一隻腳曲膝，
讓臉貼放在
伸展腳上。

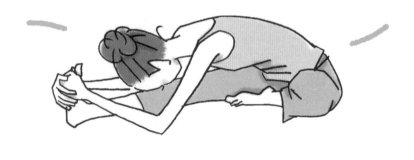

DATA

動作 ● 前彎

梵文 ● Janu意思是「膝」。Sirsas意思是「頭」。

效能 ● 伸展阿基里斯腱、腓腸肌、比目魚肌，預防小腿肌肉抽筋。

影響體質 ● 抑制風型體質過剩現象。

對應脈輪 ● 第二脈輪（生殖輪）

## 腹部、胸部、臉部依序貼近膝蓋的前彎體式

Janu意思是「膝」，Sirsas意思是「頭」，從字面上就能想像出這是「頭貼近膝蓋」的體式。但事實上，這種姿勢若非腳相當長，一般人絕對辦不到。因此通常都將此體式解釋為「臉貼近膝蓋」。

而與其在乎枝微末節，不如就以臉的一部分，尤其讓下顎觸碰腳為重點目標。不過，堅持「臉貼近」的行為也值得商榷。原因在於，動作時若一直意識著臉貼近腳這件事，很可能疏忽前彎動作最重要的「腹部緊貼大腿」這一點。因此，請先意識著腹部，然後胸部，最後才是臉部貼近腳。

練習如「頭碰膝式」這般明確區分左右的體式時，左側為月亮的步驟，象徵女性的性特徵；右側為太陽的步驟，象徵男性的性特徵。以左右動作都能順利完成最為理想，但也不必為了達成理想，明明覺得其中一側很困難還不斷勉強自己，一直以不擅長的動作為目標，拚命地想要克服困難。其實，最重要的是必須隨時傾聽身體發出的訊息。相較於平時，若覺得彎曲左腳的體式比較困難，彎曲右腳的體式比較簡單，就表示你已經邁入體內的女性特徵愈來愈強的時期囉！

**POINT**

- 不需要勉強以手扳腳趾，雙手擺在腳踝或膝蓋等接觸得到的位置就好。
- 不必勉強將頭靠向膝蓋，只要彎腰摺疊上半身似地靠向伸直的腳，上半身自然會因身體重量往下前傾。

START

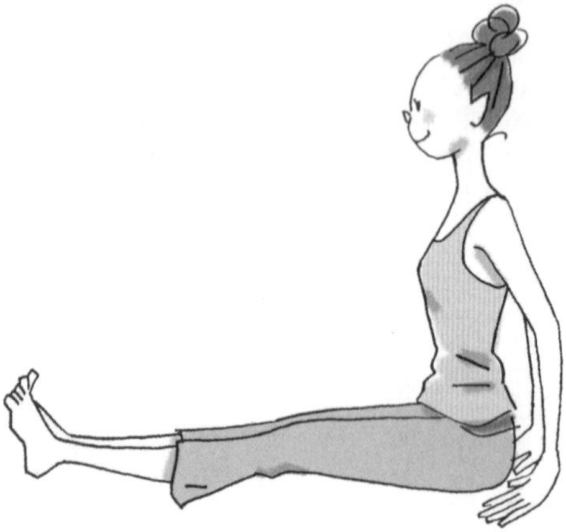

1

## ❶ 採手杖式坐姿

雙腳併攏，坐在地板上。左右坐骨平均支撐體重，腹肌與背肌均衡作用，伸展背肌。雙手在臀部後方輕輕撐地，拉提上半身。

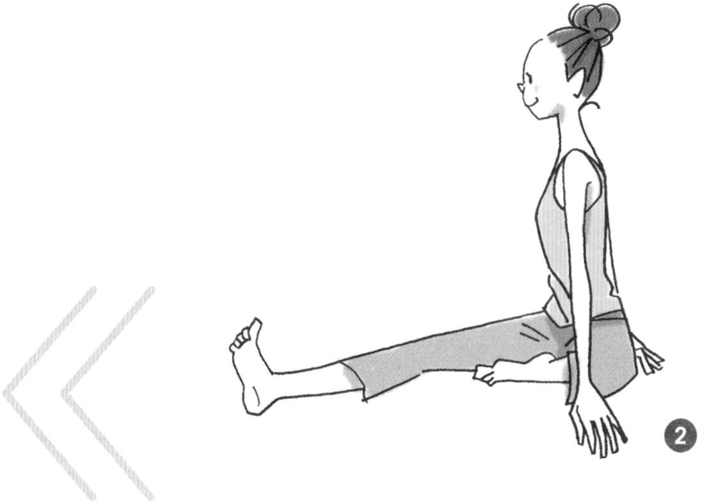

② 彎曲左腳

彎曲左腳，腳底（腳後跟）抵在會陰部位，右腳往前筆直地伸展。雙手置於腰部兩側。

此時，左膝若離開地板，表示髖關節或腰部缺乏柔軟度。請坦然面對事實，每天都稍微地放鬆一下關節，以左膝不再離開地板為重點目標。

PEAK

將手指尖擺在自己能夠輕鬆維持姿勢的位置。

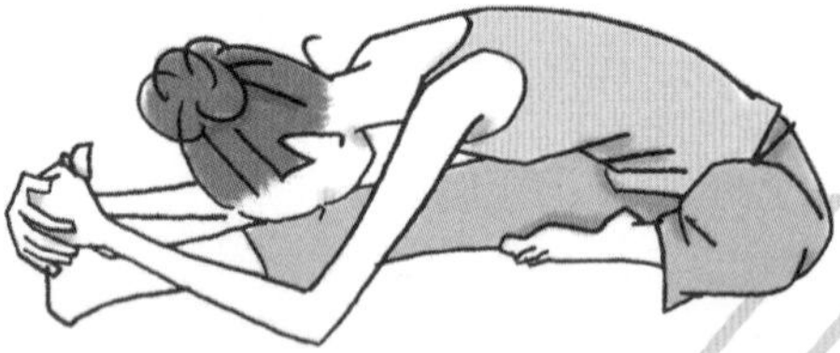

❸

FINISH

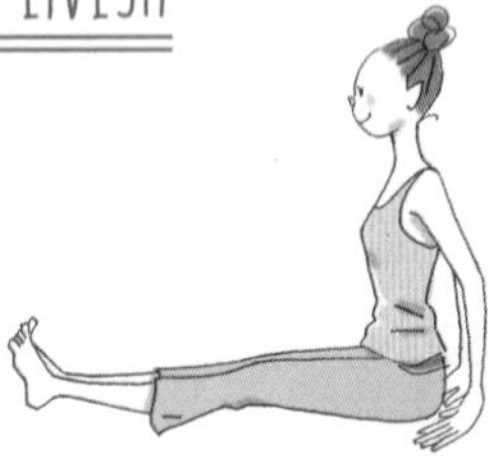

❹

### ❸ 前彎

一邊吸氣，一邊將雙手高舉至頭頂上，手臂貼近耳朵。接著一邊吐氣，雙臂維持貼於耳側狀態，上半身往伸直腳的方向前彎，並保持伸展背部。想像身體對摺成兩半，將意識放在背部的伸展，有意識地彎曲身體，感覺腹部因與大腿貼近而變得溫暖。吐氣的同時，體會緊繃僵硬的身體漸漸放鬆的感覺。維持姿勢，停留三個呼吸。

### ❹ 返回手杖式坐姿

一邊吸氣，一邊慢慢挺起上半身，伸直彎曲的左腳，返回手杖式坐姿。

**左右互換，重複❶至❹動作。**

## 影響體質

風型

此為單腳前彎的代表性體式，動作中將以大腿溫熱腹部，並施以溫和的刺激。阿育吠陀醫學認為，腹部是最容易出現風型體質過剩的區域，進行此體式可使忐忑不安的心情恢復平靜，具備調節乾燥或虛冷引起的失調現象等作用。認真地完成每一個動作，即可得到抑制風型體質過剩的絕佳效果。

此外，對於容易焦慮的火型體質過剩情形，其抑制效果也非常好。但在進行體式動作時，還是以能盡情享受完成體式的樂趣，避免逼迫自己做到完美動作為原則，不要過度追求前彎時的臉部位置等小細節。

>> 具有調節因乾燥、虛冷引起的失調現象等作用，
可使忐忑不安的心情恢復平靜。

## 對應脈輪

第2脈輪

第二脈輪（生殖輪）掌控著水的能量，失去平衡時可能出現態度軟弱，趕不上變化，安於現狀等情形。第二脈輪平衡狀況改善後，就能解放容易仰賴外界的自己，讓身心變得更開朗、更有精神，充滿面對任何現況都能順利超越的能力。

伸展腰椎後，可為身體輸送飽含氧氣的新鮮血液，為生殖器官與膀胱注入生命力，使生殖腺更有活力。

>> 調節第二脈輪的平衡狀態，兼具伸展雙腳與背脊的作用，
以及穩定心神的力量。

# [ Paschimottanasana ]

## －坐姿前彎式－

對潛意識發揮作用
打擊一切疾病

Level
中級

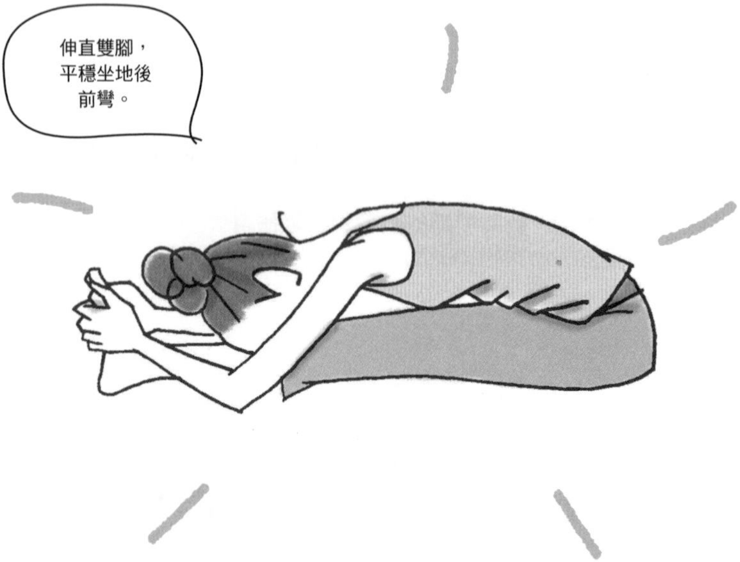


DATA

動作 ● 前彎

梵文 ● Paschimo意思是「西方（身體後側）」。Uttana意思是「伸展」。

効能 ● 對潛意識發揮作用，促進氣血循環。

影響體質 ● 抑制風型體質過剩現象。

對應脈輪 ● 第二脈輪（生殖輪）

## 意識著平時看不到的背部，無與倫比的瑜伽體式

在印度的思維裡，若以方位來表示人體的部位，那麼背部就是西方。太陽由東方升起，西方落下；確實地打開太陽落下的身體西側，亦即打開背部。此瑜伽體式即是以此為重點目標，請讓意識重點關注背部的伸展。其次，也一邊感受對所有前彎動作而言至為重要的放鬆腹部的感覺，一邊完成動作吧！

哈達瑜伽認為這是打擊所有疾病的最強體式，對其非常重視。《哈達瑜伽經》1・28、29章節中記載：「坐在地板上，雙腳併攏後，如棍棒般筆直伸展，雙手食指扣住雙腳腳趾（拇趾與第二趾），將額頭貼在膝蓋上後靜止不動。此系列動作即稱為坐姿前彎式。」「上述坐姿前彎式是眾多瑜伽體式中無與倫比的體式，藉由貫穿背脊中心，經由中脈輸送風（精氣），可促使胃中火大增（增進消化力）、腰部更纖細，以及使人不生病。」※

身體的正面對應顯意識，背面對應潛意識；讓意識關注著肉眼看不到的背部，積極接觸自身潛意識的態度正是此體式的重點。



**POINT**

- **勉強將頭部靠向雙腳是NG的。做這個動作時，伸展背部與伸展膝蓋後側，比頭部靠向雙腳更為重要。**
- **與下一個單元介紹的「反向棒式」串組練習的效果更佳。**

※引用自《瑜伽根本教典》（平河出版社）。

START

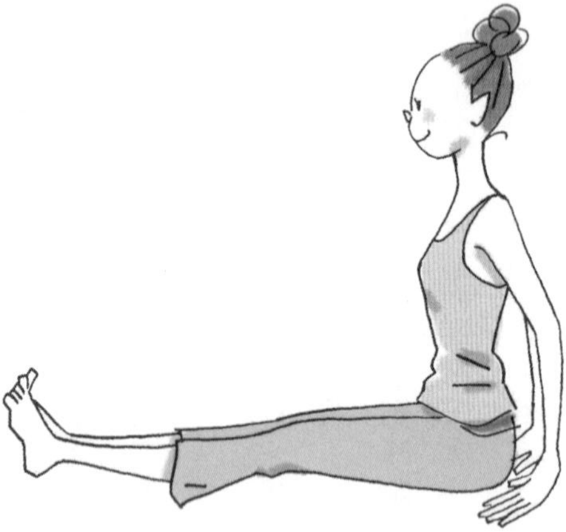

❶

## ❶ 採手杖式坐姿

雙腳併攏，坐在地板上。左右坐骨平均支撐體重，腹肌與背肌均衡作用，伸展背肌。雙手在臀部後方輕輕撐地，拉提上半身。

注意 ● 坐骨神經痛患者絕對不能勉強完成動作。可在彎曲膝蓋的狀態下進行❷動作，讓腹部與大腿維持靠近的狀態來完成前彎動作。

PEAK

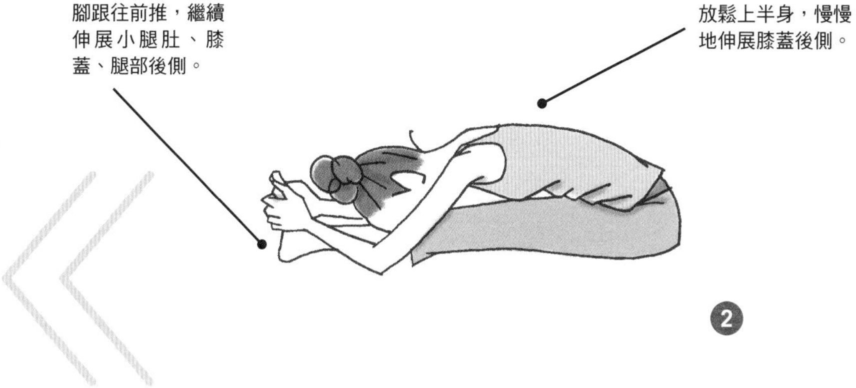
腳跟往前推，繼續伸展小腿肚、膝蓋、腿部後側。
放鬆上半身，慢慢地伸展膝蓋後側。
2

## 2 前彎

一邊吸氣，一邊雙手高舉至頭頂上。雙臂貼近耳朵，將意識集中在筆直地伸展背肌。

然後一邊吐氣，一邊維持雙臂貼近耳旁的狀態，朝伸直的雙腳確實地彎曲上半身。想像從腰部將身體對摺，意識放在伸展、擴展背部，彎曲身體為其次。手指尖擺在自己能最輕鬆地維持體式的位置。吐氣時，靜心體會僵硬緊繃的身體漸漸放鬆的感覺，至少停留三個呼吸。

習慣動作後，逐漸加長維持前彎狀態的完成式時間，以能夠維持完成式數分鐘為目標吧！

FINISH

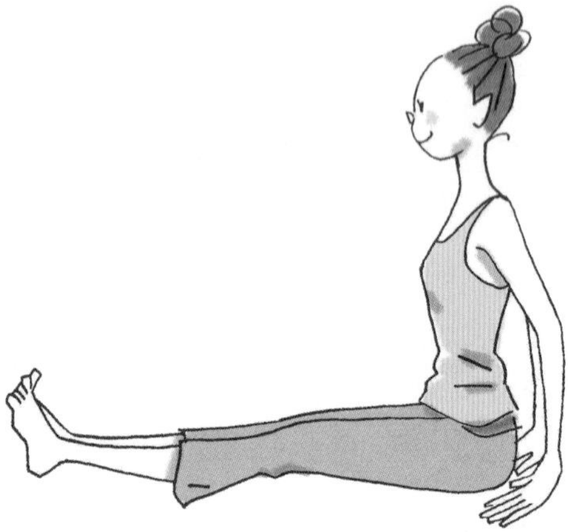

3

## 3 返回手杖式坐姿

一邊吐氣，一邊慢慢地挺起上半身，雙腳伸直，返回手杖式坐姿。放鬆，感受完成伸展背部體式後的餘韻，體會一下腰部比過去更挺、坐得更直的感覺吧！

注意 ● 因太用力而停止呼吸，或請別人幫忙用力按壓背部，就大大違背了練習此體式的目的。建議別勉強做動作，多花些時間練習，慢慢進步即可。

## 影響體質

風型

由手杖式開始完成前彎動作後，放掉肩膀力量，猶如將全身託付給地板般，好好地放鬆，即可調節因風型體質過剩而引起的動盪不安心情。
另外，當水型體質太強時，建議不採坐姿，改以站姿完成前彎動作的「站立前彎式」。練習「站立前彎式」時，同樣請想像如對摺上半身一般，讓腹部愈來愈貼近大腿。

>> 抑制過剩的風型體質，緩和強烈的不安感。

## 對應脈輪

第2脈輪

原則上，本體式主要作用於下腹部的第二脈輪（生殖輪）。然而亦可一邊進行此體式，一邊將焦點擺在各脈輪上，然後意識著中脈（連結脈輪的氣道）內生命之氣的流動，打開精妙的神經經絡，促進能量自由地運行。
先深深地吸氣，接著快速吐氣，氣吐乾淨後，停止呼吸，接著將下顎抵在鎖骨凹處，像要將整個腹部拉向背脊似地拉提橫隔膜。這是一種控制氣的方法（P166），名為「臍鎖（飛翔的鎖印）」，具備增進Agni（消化之火）、緊實腰腹部等作用。然後，暫時恢復自然呼吸，想像著中脈的流動狀況。一邊吐氣，一邊將意識由第一脈輪往上移動至第七脈輪；再一邊吸氣，一邊由第七脈輪依序往下，想像生命之氣流經背脊，往下移動至第一脈輪。

>> 以「臍鎖」更進一步地活化內臟機能吧！

ASANA 12

# [ Purvottanasana ]

## －反向棒式－

朝著東升的太陽展開美好的一天

Level
初級

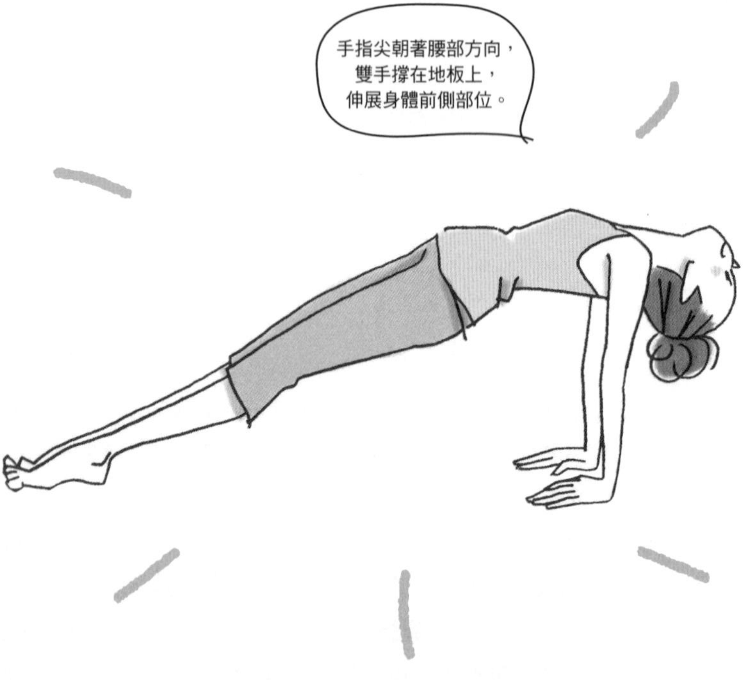
手指尖朝著腰部方向，
雙手撐在地板上，
伸展身體前側部位。

DATA

動作 ● 後彎

梵文 ● Purvo意思是「東方（身體前側）」，uttana意思是「伸展」。

効能 ● 緊實上臂與腹部，舒緩肩膀痠痛症狀，活化身心機能。

影響體質 ● 抑制水型體質過剩現象。

對應脈輪 ● 第四脈輪（心輪）

## 猶如沐浴在朝陽下盡情地伸展

非常適合與前述伸展背部的「坐姿前彎式」銜接練習。

以方位而言，Purvo表示「東方」，與Paschimo正好相反，是指由額頭至臉部、腹部、雙腳前側、腳背、腳尖的身體前側。早晨睡醒後，朝著東方升起的太陽舒展全身，以此體式喚醒身體，可激發幹勁、活化身心。

「反向棒式」中，伸展喉部的動作可刺激甲狀腺，擴胸動作則可促進肺部機能。本體式亦有助活化骨盆內臟器，促進腸道蠕動的良效。從瑜伽療法的觀點來說，促進內臟的血液循環，亦具備改善因水型體質過剩引起的肥胖或糖尿病等作用。此外，有些人容易因為日常姿勢不良、頸部承受過多頭部重量的壓力等，導致脊椎骨之間具緩衝作用的椎間盤受到擠壓，逐漸出現背脊磨損、彎曲或歪斜等狀況。反向棒式對矯正這類狀況的效果也值得期待。

POINT

・若覺得雙手手指朝向腰部的動作很困難，改變方向讓指尖朝向頭頂也OK。雙腳腳趾併攏後貼近地板，這麼做更容易挺起腰部喔！

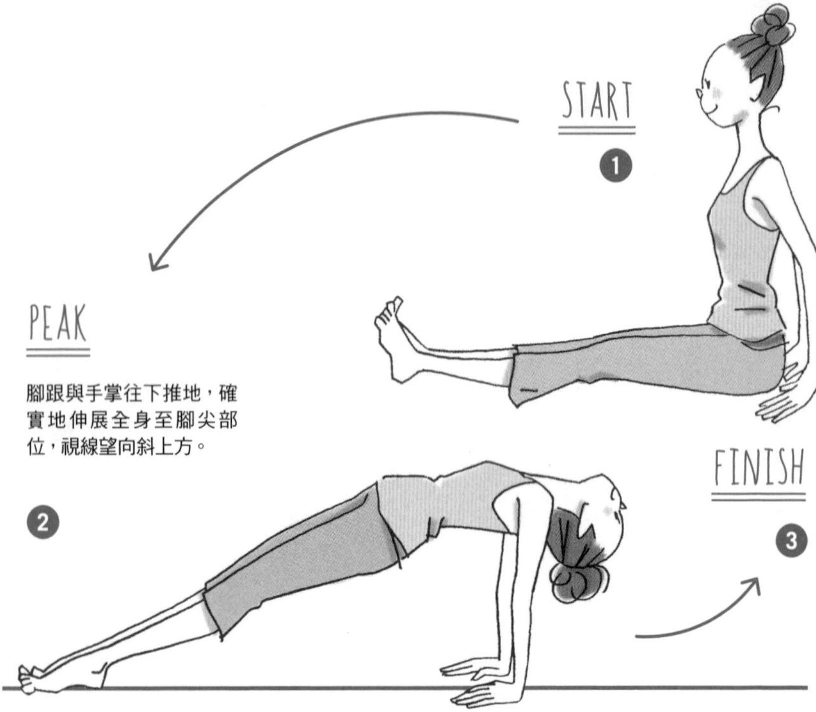
START
1
PEAK
腳跟與手掌往下推地，確實地伸展全身至腳尖部位，視線望向斜上方。
2
FINISH
3

## 1 採手杖式坐姿

雙腳併攏，坐在地板上。左右坐骨平均支撐體重，伸展背脊。雙手在臀部後方輕輕撐地，拉提上半身。

## 2 雙手在背後撐地，挺起腰部，伸展身體

保持自然呼吸，雙手打開與肩同寬，在距離臀部約10公分處，指尖朝內，掌心下壓撐地，再一邊吸氣一邊挺起腰部，在此姿勢停留三個呼吸。

## 3 慢慢地返回手杖式坐姿

臉部回到正面，臀部慢慢往下至貼近地板、縮回雙手，返回手杖式坐姿。

## 影響體質

水型

水型體質過剩時，人就無法暢所欲言，常常把想說的話悶在心裡頭，心情變得很鬱悶。反向棒式最適合用來改善這種狀況。由於身體前側象徵顯意識，藉由練習這個體式，能讓人猶如面對朝陽般，變得更積極進取。

此外，當風型體質過剩而出現強烈不安定感覺時，可改採雙腳不伸直、膝蓋彎曲、肩膀至膝蓋之間與地板平行的「桌式」，來安定心情。

>> 調節過剩的水型體質，讓人變得更積極進取。

## 對應脈輪

第4脈輪

此體式可刺激位於胸部的第四脈輪（心輪）。訣竅是避免駝背，要確實地敞開胸口，伸展身體。

此外，位於肩關節前側下方、手臂根部，有個名為Lohita-aksa Marma的能量穴位。練習反向棒式時，意識著這個能量穴位，具有暢通淋巴管、紓解緊張、放鬆肌肉等效果。第四脈輪打開後，萎縮的思考將獲得解放，更容易取得平衡；同時亦可刺激位於胸部的Hrdaya Marma能量穴位，使人變得更積極進取。

>> 輕鬆愉快地盡情伸展身體前側！

ASANA 13

# [ Gomukhasana ]

## －牛面式－

象徵濕婆座騎的牛
或恆河的源流

Level
中級

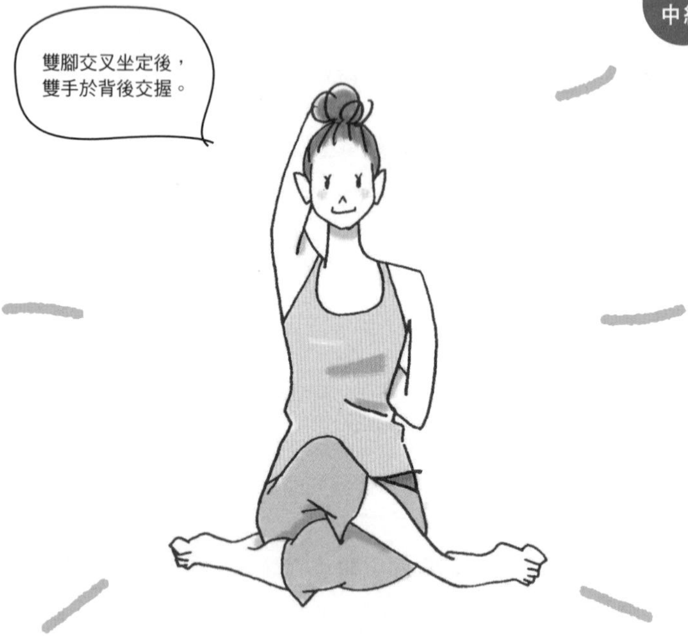


DATA

動作 ● 其他

梵文 ● Go意思是「牛」，mukha意思是「臉」。

効能 ● 使肩關節變柔軟，預防肩膀痠痛，改善坐骨神經痛及呼吸器官問題。

影響體質 ● 抑制水型體質過剩現象。

對應脈輪 ● 第二脈輪（生殖輪）・第四脈輪（心輪）

## 意指神聖動物「牛」，或恆河的源流

此體式稱為牛面的原因，一說是由背後看或正上方俯瞰時，形態像牛的臉，另一種說法則認為看起來像牛角。遺憾的是，此體式的名稱由來至今不明。

此外還有另一種解釋，由於神聖的恆河其源流被稱為Gomukh，因此此體式也被認為可能是表示恆河的源流——喜馬拉雅冰河溶解，水勢湍急噴發之處。而牛是濕婆的座騎，在印度被視為神聖的動物，深受印度人尊敬，連牛的口水都被當成藥物使用。

「將右腳腳踝擺在左側臀部下方，同樣地也將左腳腳踝置於右側臀部下方，這就是牛面式。」※這是《哈達瑜伽經》1・20章節中對牛面式的描述。另有一種練習方法是將一隻腳的腳踝抵在肛門處，然後交叉腳踝部位；現在雖然也有人這麼做，但還是以雙腳分別擺在另一側臀部旁為主流。由於哈達瑜伽非常重視肉體方面的鍛鍊，因此它也隨著時代而變成了深奧難解的體式。

**POINT**

- **若覺得難以做到完整的動作，可以只做手部或腳部動作，分開完成體式動作。**

※引用自《瑜伽根本教典》（平河出版社）。

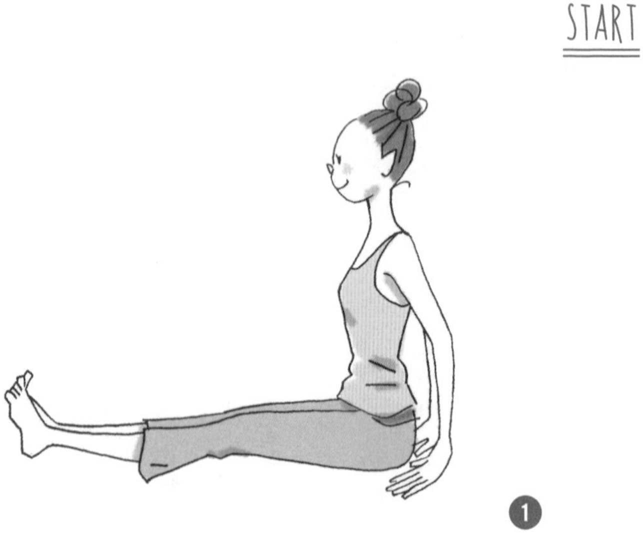


## ❶ 採手杖式坐姿

雙腳併攏，坐在地板上。左右坐骨平均支撐體重，腹肌與背肌均衡作用，伸展背肌。雙手在臀部後方輕輕撐地，拉提上半身。

### 小知識

**Marma與Nadi**

人體存在一〇七個Marma（能量穴位）。牛面式是刺激胸部中央Hrdaya Marma與肩胛骨Brhati Marma兩個能量穴位的瑜伽體式。結構精巧無比（眼睛看不到）的脈管，與連結著脈輪的氣脈（Nadi）相連。人體內存在十四條氣脈，連結著脈輪，是能量運行至全身的重要管道。能量穴位是氣脈健全發展後的敏感領域，氣脈則肩負著更進一步使能量運行至身體各角落的重責大任。

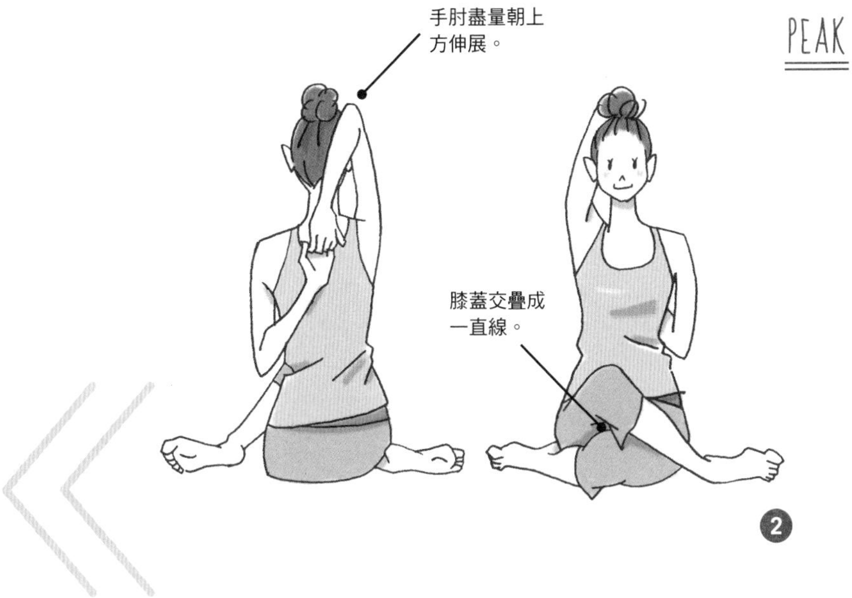
PEAK
手肘盡量朝上
方伸展。
膝蓋交疊成
一直線。
2

## ❷ 雙腳交叉，雙手於背後交握

一邊自然呼吸，一邊立起右膝，置於左腳外側。左右膝蓋猶如要併攏般，右腳一樣將腳背貼近地板，坐在地板上。

一邊吸氣，同時右手朝上方伸展；接著彎曲手肘，將手掌伸向背後，指尖往下移動，手指盡量碰觸到兩肩胛骨之間的部位。接著一邊吐氣，同時左手由下往上繞向背後，手掌朝上握住右手，停留三個呼吸。

若覺得此體式太困難，雙手不交握，只交叉雙腿，完成部分動作亦可。

FINISH

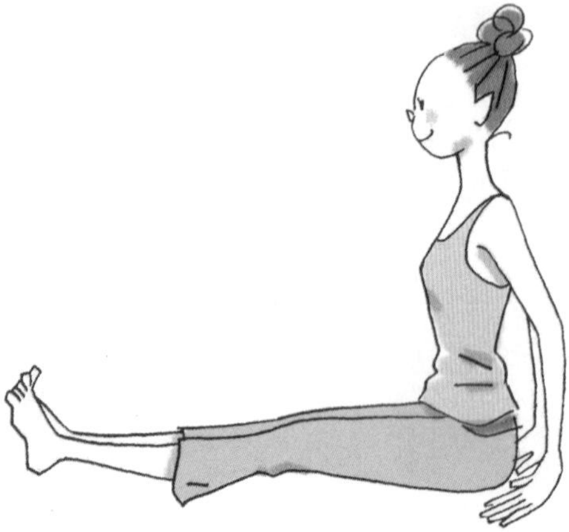

❸

## ❸ 返回手杖式坐姿

鬆開交握的雙手，右手先朝天花板方向伸展再放下。雙腳伸直，返回手杖式坐姿。請一邊自然呼吸，一邊體會牛面式餘韻。

**左右互換，重複❶至❸動作。**

## 影響體質

水型

此體式的主要作用部位為淋巴結。交叉雙腳可刺激鼠蹊部的淋巴結，手臂伸展開來則會影響到腋下的腋窩淋巴。結束此體式後，靜心體會淋巴液洶湧流出的感覺吧！

阿育吠陀醫學認為淋巴液為體液的一種，與水型體質過剩而積存的水能量關係密切。練習此體式，可刺激、解放淋巴，產生淋巴引流的效果，調節淤積的水型體質。其次，花粉症也是水型體質過剩而引起的失調症狀之一。在整體療法理論中，花粉症患者通常左肩胛骨低於右肩胛骨。練習此體式即可調整肩胛骨位置，有效地改善症狀。

>> 促進淋巴液流通，調節過剩的水型體質，改善失調狀態。

## 對應脈輪

第2脈輪　第4脈輪

本體式主要作用在下腹部的第二脈輪（生殖輪）與第四脈輪（心輪）。稍微複雜的雙手動作，可以平衡主司愛與調和的第四脈輪，並刺激位於肩胛骨棘上肌部位的Amsa Marma能量穴位、位於肩胛骨之間的Amsaphalaka Marma能量穴位，使頸部或手臂動作更靈活。

此外，放下交疊的雙膝，就能體會到腹部打開的感覺。與第二脈輪相關的Vasti Marma能量穴位也會受到刺激，有助於水的順暢流通。

>> 擴展頭部的活動範圍，消除肩膀痠痛等效果值得期待。

# [ Ardha Matsyendrasana ]

## －半魚王式－

由魚轉變為聖人
擁有手腳的喜悅之情

Level
中級

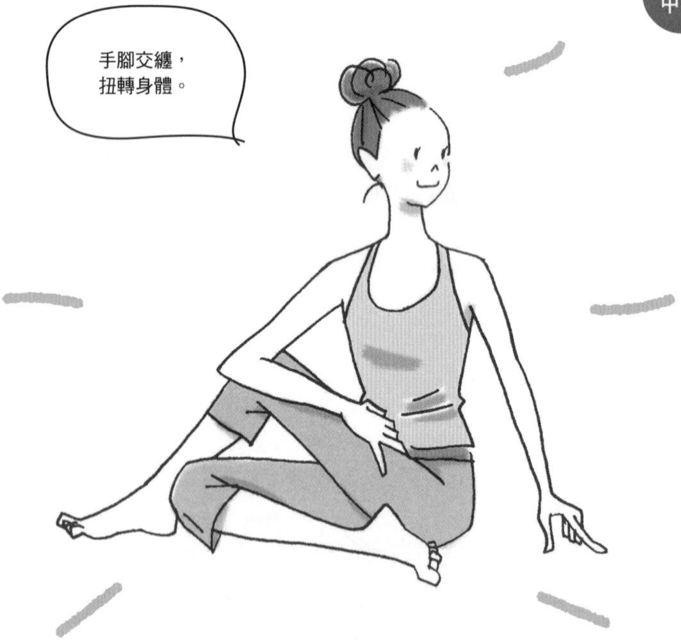


DATA

動作 ● 扭轉

梵文 ● Ardha意思是「半」，Matsyendra意思是「魚王」，前身為魚的聖者名字。

効能 ● 淨化混濁而無法順暢流通背脊領域的血液，促進消化。

影響體質 ● 抑制火型體質過剩現象。

對應脈輪 ● 第三脈輪（臍輪）・第六脈輪（眉心輪）

## 扭轉身體，交纏手腳，最人性化的瑜伽體式

本體式源自於偉大瑜伽聖者魚王（Matsyendranath）的傳說。據說魚王轉變為人後，立即將魚身時沒有的手腳交纏在一起，做出扭轉動作，進入冥想境界好幾個小時。

傳說中，當印度三大神明之一的濕婆，於河邊傳授妻子帕爾瓦蒂（Parvathi）瑜伽技巧時，棲息河裡的大魚（Matsya）聚精會神地聽著濕婆的解說；濕婆發現後，將水撒在魚身上，魚立即轉變成人的姿態，祂就是魚王Matsyendranath。魚王掌握到瑜伽的精髓，成為現存瑜伽的創始者之一，後來還培養出戈拉克塔那達等多位優秀弟子。

《哈達瑜伽經》1・26、27章節中記載：「右腳鉤在左大腿根部，左腳置於右膝蓋外側，以〔右手〕握住大腿後，扭轉上半身。這就是聖者魚王解說的體位法。」「每天學習即可增強消化力，打擊令人難以忍受的種種疾病。」※此外，《葛蘭達本集》2・22、23章節中也介紹了同名，但動作截然不同，酷似廣隆寺彌勒菩薩像姿勢的體式。

POINT

- 抬頭挺胸，保持伸展背脊，由腰部開始扭轉。
- 吸氣時伸展背脊，吐氣時深度扭轉，配合呼吸來活動身體。
- 扭轉過程中，意識著扭轉部位，體會漸漸紓解緊繃的感覺。



※引用自《瑜伽根本教典》（平河出版社）。

START

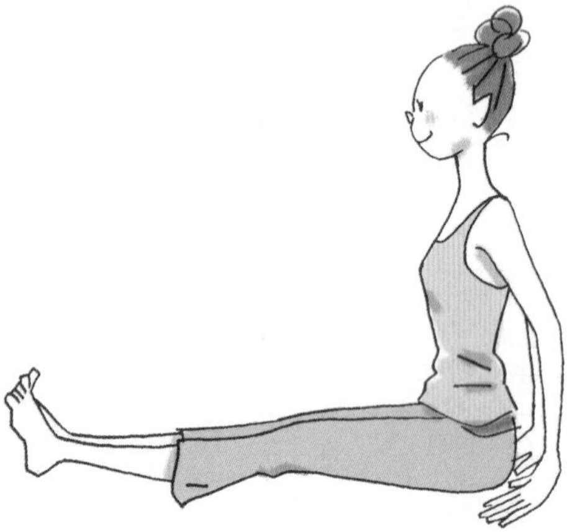

❶

## ❶ 採手杖式坐姿

雙腳併攏，坐在地板上。左右坐骨平均支撐體重，腹肌與背肌均衡作用，伸展背肌。雙手在臀部後方輕輕撐地，拉提上半身。

PEAK

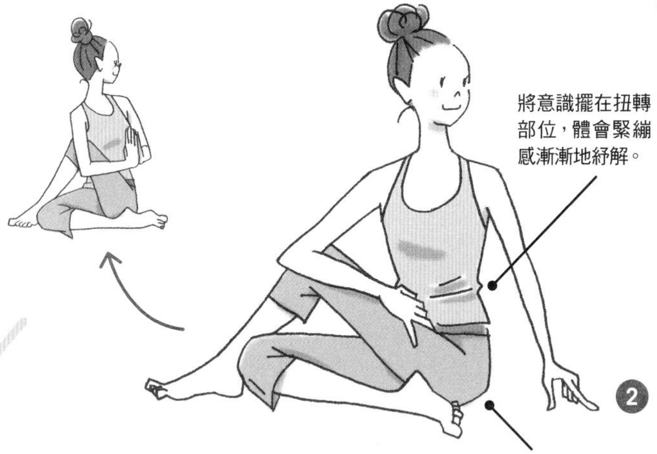
將意識擺在扭轉部位，體會緊繃感漸漸地紓解。
動作過程中，臀部不可離開地板。
2

## 2 扭轉身體

左腳屈立置於右膝外側，手握住立起的左膝上方後呼吸一次。接著一邊吸氣，右手朝天花板方向伸展以拉提體側；然後一邊吐氣，右手肘搭在左膝外側，以該手肘為支點，繼續往左扭轉上半身。動作過程中，右臀不可離開地板。左手在臀部後方輕輕撐地，微微地伸展上半身。維持此姿勢，停留三個呼吸。

**習慣體式動作後**，可試著加深扭轉程度。將搭在立起膝蓋外側的手與另一隻手合掌，置於胸前（參照左上圖）。利用手肘處的推力，慢慢地將立起的腳往後壓，更深入地扭轉上半身吧！

FINISH

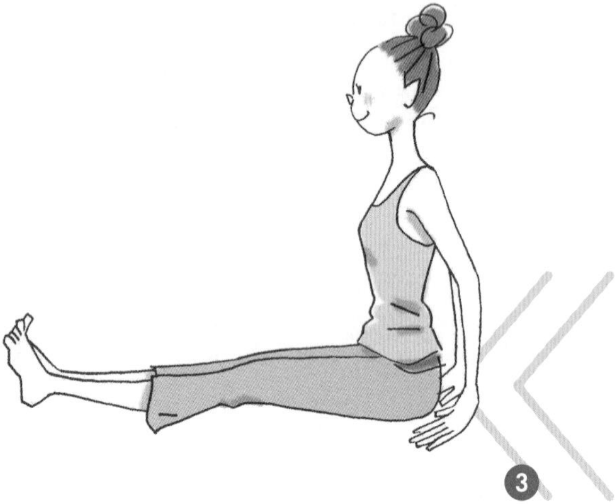

## ❸ 返回手杖式坐姿

解開扭轉的動作，讓身體慢慢地轉回正面，感受生命之氣運行全身。再伸直雙腳，返回手杖式坐姿，體會扭轉體式後的餘韻。

**左右互換，重複❶至❸動作。**

### 小知識

加深動作

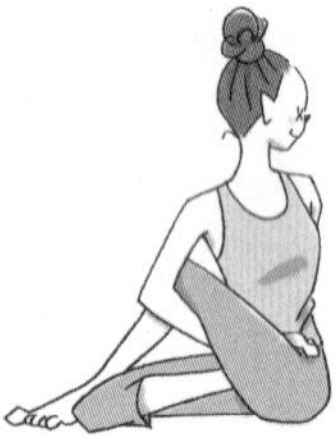

據說魚王長時間冥想時的姿勢即是「最完整的扭轉體式（完整版魚王式）」：將右腳腳尖疊放於立起的左腳根部，進行至完成式之際，雙手於背部交握，以加深扭轉動作，是相當高難度的體式。為了區別體式差異，多數人經常練習的「半魚王式」就稱為Ardha Matsyendrasana。Ardha就是「一半」的意思。

## 影響體質

火型

本體式能刺激與消化能力相關的腹部火型體質區域，可抑制火型體質過剩現象，有效調節火型體質平衡狀態。
火型體質也是與頭腦靈活思考息息相關的能量。雙手自由後，若能夠交纏自如，即便是動物也無異於人類。半魚王式對於彰顯人類特質的重要器官——腦部，可促進其活躍成長，效果十分卓著。
此外，亦具備消除腰部多餘脂肪的作用。

>> 對火型體質產生作用，可使腦部思考更清晰靈活。

## 對應脈輪

第3脈輪　第6脈輪

進行此體式時，人們通常將意識放在扭轉過程中的腹部。但瑜伽聖典中說：「將意識擺在眉間，以安定此體式」。眉間，也就是第六脈輪（眉心輪）。左右扭轉的動作，有助於讓人超越「相對」（有相反事物），刺激理解「絕對」（無相反事物）的第六脈輪，而擁有敏銳的覺察力。
首先，將意識集中在頭頂的第七脈輪（頂輪），然後是第六脈輪，繼而意識著第三脈輪（臍輪），人體就會受到啟發，明瞭意識著脈輪於體內旅行的方法。而扭轉動作，可刺激身體與太陽相關的第三脈輪，即可使來自月亮，與第六脈輪息息相關的甘露（amṛta）呈現出最均衡的狀態。

>> 刺激第六脈輪使身體充滿直覺能量。

# Parivrtta Janu Sirsasana

## －反轉頭碰膝式－

將意識放在
生命之氣的運行

Level
中級

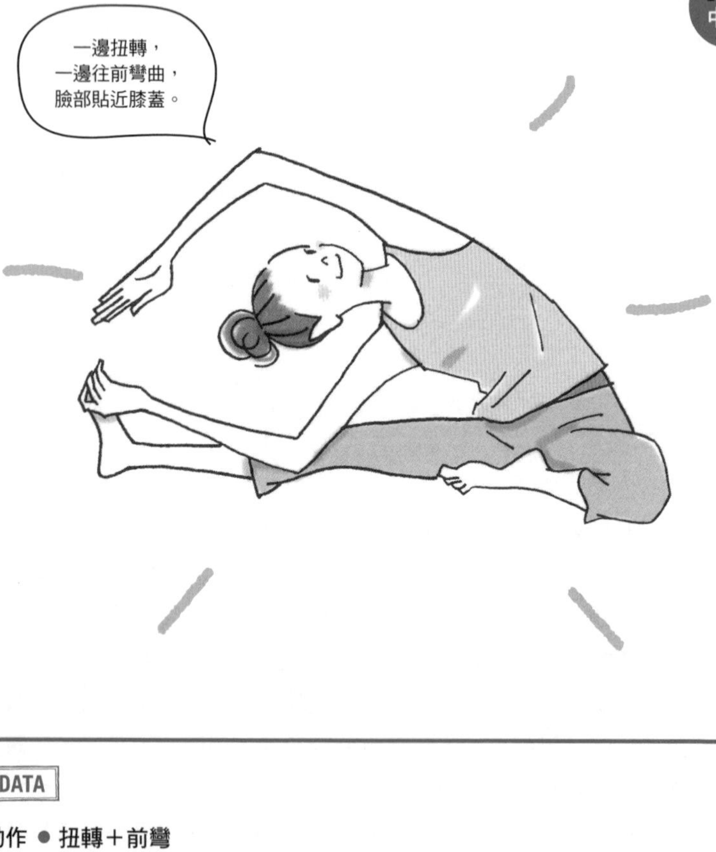


DATA

動作 ● 扭轉＋前彎

梵文 ● Parivrtta意思是「扭轉過去」，Janu意思是「膝」，Sirsa意思是「頭」。

効能 ● 緊實腰部，改善虛冷，提升髖關節柔軟度。

影響體質 ● 抑制風型、火型體質過剩現象。

對應脈輪 ● 第三脈輪（臍輪）

## 有助於感覺生命之氣的流向與匯聚

Janu意思是「膝」，Sirsa意思是「頭」，Parivrtta意思是「扭轉過去」。因此，此瑜伽體式就是做出「扭轉後頭部貼近膝蓋」的動作。

練習時必須留意的不是身體的彎曲程度、手能夠伸展的位置，而是必須秉持「讓生命之氣流向意識投注所在」的原則，以生命之氣運行全身為主要目的。

本體式的重點就是讓生命之氣隨著意識所向而運行，輕鬆愉快地完成動作。因此，意識若一直集中於完成體式上，很可能因此忽略掉更多的事物。

譬如一直注意著手是否握住腳尖，但這個動作只不過是體式的結果罷了。相較於結果，必須更加重視的，應該是體會逐漸加深體式難度的過程吧！如此一來，一定可以看到與過去截然不同的景象。

POINT

・不必勉強彎曲身體。

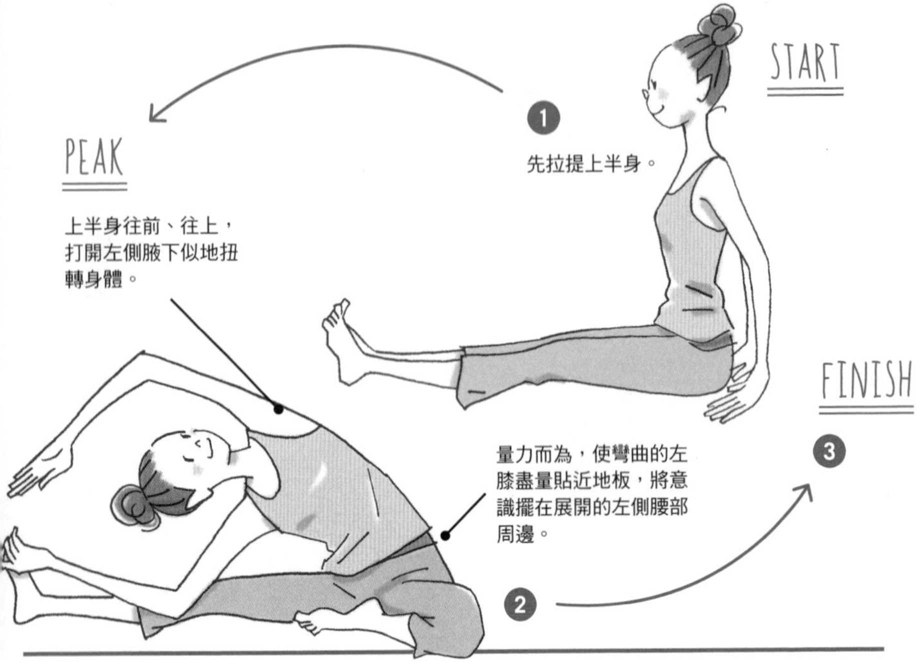
START
PEAK
FINISH
❶ 先拉提上半身。
上半身往前、往上，打開左側腋下似地扭轉身體。
量力而為，使彎曲的左膝盡量貼近地板，將意識擺在展開的左側腰部周邊。
❷
❸

❶ **採手杖式坐姿**

雙腳併攏平穩坐地後，雙手在臀部後方輕輕撐地。

❷ **一邊扭轉，一邊彎曲上半身**

彎曲左膝，左腳腳跟靠近恥骨。吐氣的同時，讓身體右側開始順著右腳方向，直至手腕、指尖部位都持續伸展；然後一邊體會身體左側的伸展，左手同時往上畫圓朝右腳腳尖方向伸展。接著彎曲右手手肘，試著往下靠向地板，以手肘與右腳的接觸點為支點，從腰部開始再朝向上方扭轉翻開上半身。視線望向天空，維持姿勢，停留三個呼吸。

❸ **返回手杖式坐姿**

慢慢地挺起上半身，返回手杖式坐姿。

**左右互換，重複❶至❸動作。**

## 影響體質

風型　火型

這是由扭轉與前彎動作組合構成的瑜伽體式，扭轉動作可消除因火型體質過剩而產生的焦慮心情，前彎動作則能抑制容易出現不安情緒的風型體質過剩現象，調節整體平衡狀態。尤其是容易因暑熱的疲累而使消化系統失調的大熱天，或容易陷入因免疫系統變差而罹患感冒症狀的夏季至秋季期間，季節轉換時期最適合練習此體式，藉此消除積存體內的毒素（Ama）。

›› 抑制過剩的風型與火型體質，
促使積存體內的毒素排出體外。

## 對應脈輪

第3脈輪

納入扭轉動作的瑜伽體式，原則上皆會影響到第三脈輪（臍輪）。但進行此體式時，必須先打開一隻腳，彎曲另一隻腳的膝蓋；側腹部的左右側用法與四肢的運用方式，都與一般的扭轉動作不同。這種情形下，必須秉持「生命之氣運行於意識部位」之原則。如此一來，將意識擺在打開的那隻腳的恥骨一帶，就能刺激到第一脈輪（海底輪）；下腹部不往後拉，確實地穩定於前方，透過腹式呼吸，就能刺激到第二脈輪（生殖輪）；意識著扭轉動作，再將意識轉移到腰部，就會刺激到第三脈輪（臍輪）；仰望著往上伸展的手，意識漸漸地轉移到上方，則可刺激第四脈輪（心輪）與第五脈輪（喉輪）。

›› 由第三脈輪開始，刺激全身而達到排毒的效果。

ASANA 16

# [ Kurmasana ]

## －龜式－

從龜殼伸出手腳的烏龜

Level
上級

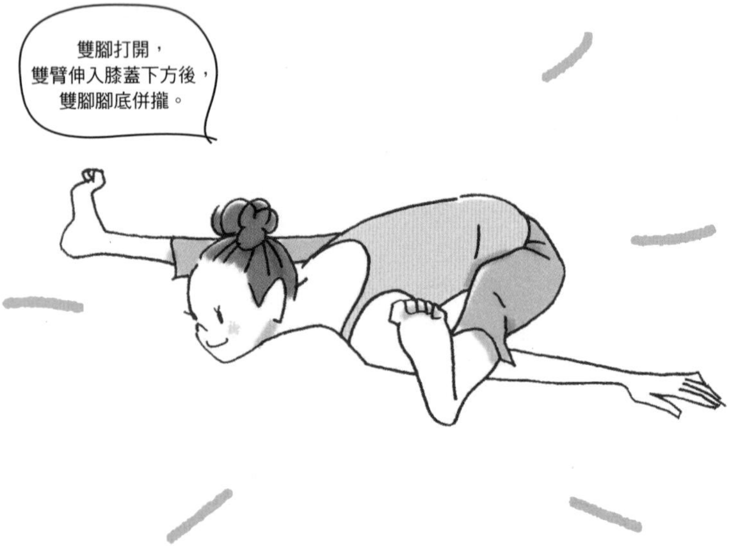


DATA

動作 ● 前彎

梵文 ● Kurma意思是「龜」。

效能 ● 舒緩肩膀痠痛，提高髖關節柔軟度，活化內臟功能，鎮定腦神經。

影響體質 ● 抑制風型、火型體質過剩現象。

對應脈輪 ● 第一脈輪（海底輪）・第三脈輪（臍輪）・第五脈輪（喉輪）

## 守護長生不老甘露的毗濕奴化身

此瑜伽體式是擬自烏龜的形態，像極了烏龜從龜殼中伸出手腳睡覺的模樣。因此，想像著烏龜來練習這個體式吧！除此體式外，龜式還有將手腳縮入龜殼中等變化形態。

龜是印度神話中毗濕奴的化身之一。為了解救人類，毗濕奴會變換出十種化身。阿修羅攪拌大海，企圖得到長生不老的甘露時，毗濕奴也曾化身為龜，背上馱著曼荼羅山，守護著甘露。此體式就是要獻給如此勞苦功高的龜。龜在日本被視為壽命可長達萬年的吉祥物，同時也廣受印度人景仰。

《哈達瑜伽經》1・22章節中記載：「兩隻腳的腳踝相互壓著肛門後跪坐。瑜伽學者稱此姿勢為Kurmasana（龜）體式。」※《葛蘭達本集》2・31章節中記載：「腳跟先交叉於睪丸下，身軀、頭部、頸部確保直立。」※與現代瑜伽的龜式動作差異相當大。



**POINT**

- **由於是相當高難度的體式，瑜伽初學者不必勉強完成動作。請務必循序漸進地進行動作。**

※引用自《瑜伽根本教典》、《續編・瑜伽根本教典》（皆為平河出版社）。

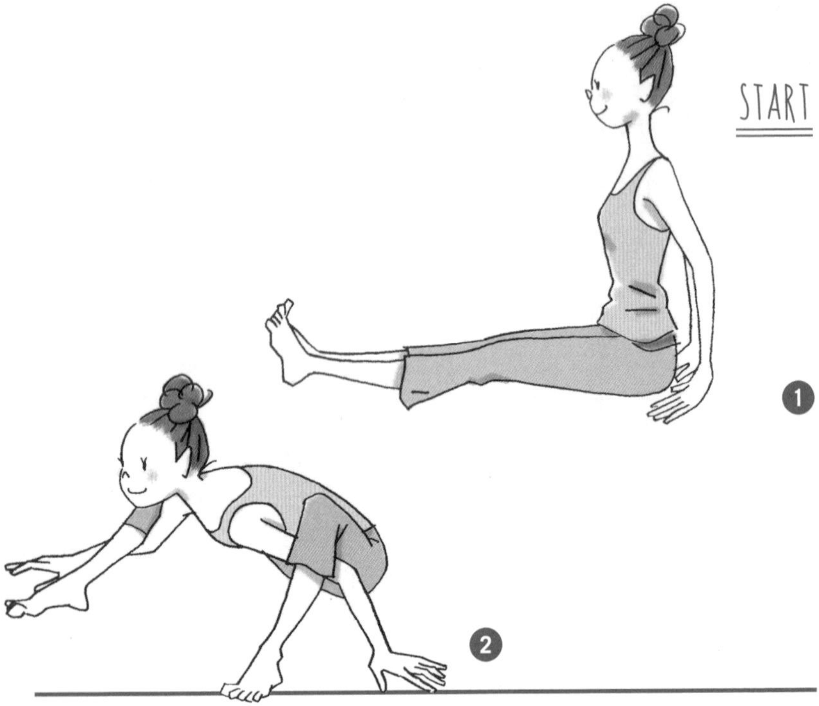


## ❶ 採手杖式坐姿

雙腳併攏，坐在地板上。左右坐骨平均支撐體重，腹肌與背肌均衡作用，伸展背肌。雙手在臀部後方輕輕撐地，拉提上半身。

## ❷ 雙腳打開，身體前彎

雙腳打開略大於腰寬，膝蓋微彎。一邊吐氣，上半身往前彎曲，雙手手臂分別伸入微立的膝蓋下方，肩膀慢慢地靠近地板。

PEAK

想像著從龜甲中伸出手腳的烏龜。

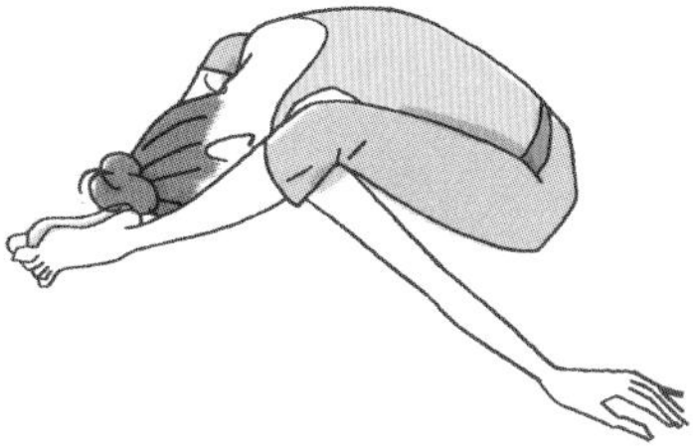

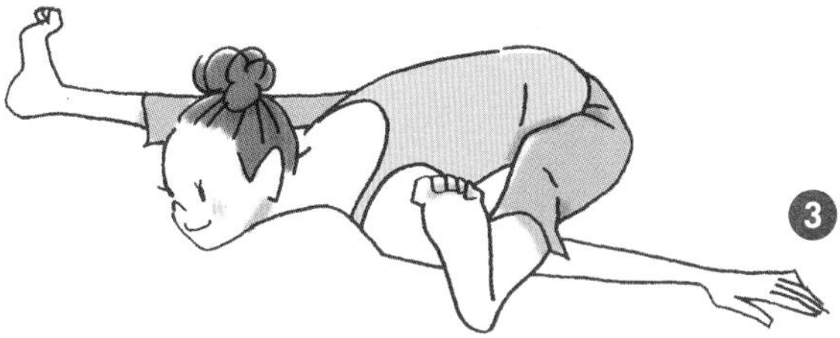

❸

## ❸ 以膝蓋壓住手臂後，兩腳掌併攏

一邊吐氣，一邊以膝蓋後側壓住手臂，同時腳跟往前推出、彎曲上半身，做得到的人可試著把下顎抵在地板上。視線望向前方，在此姿勢停留三個呼吸。將意識放在頭、手、腳，想像著從龜殼中伸出這些部位的烏龜。技巧純熟的人，可於背後交握雙手。

此外，誠如左上圖，有一種龜式作法會將雙腳腳底併攏做束角動作。

注意 ● 瑜伽領域在探討控制感覺器官時，龜也會被當成比較的對象。控制感覺器官是相當困難的事情，同樣地，龜式也是比較適合瑜伽造詣精深者的體式。重點是，進行龜式時必須集中意識，如烏龜走路般，一步一步，慢慢地提升技巧，而不是馬上就想擺出完美的姿勢。

FINISH

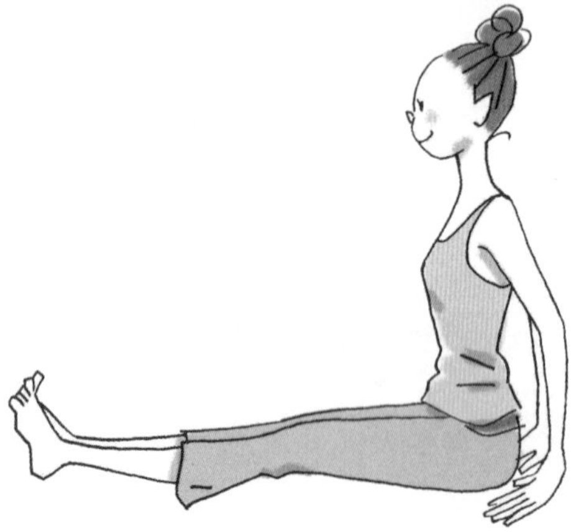

4

## 4 返回手杖式坐姿

結束體式動作時務必謹慎小心，由左右任一側肩膀部位開始，慢慢分別縮回雙手。挺起上半身，伸直雙腳，返回手杖式坐姿。一邊注意呼吸，一邊感覺完成龜式後的餘韻。

## 影響體質

風型　火型

龜的呼吸很長，壽命也可長達萬年。龜走路時步伐從容不迫，因此模仿烏龜動作的這個瑜伽體式，讓人能夠體會到水型體質的安定，使人氣定神閒、平靜沉著。最適合用於抑制活潑好動的風型體質過剩現象，抑制易出現敏感部位的火型體質過剩現象，將身心能量調節至絕佳平衡狀態。當出現易怒、攻擊性舉動，或意志不堅定、神經質時，為了避免因情緒不穩而破壞重要事物，讓自己徹底地成為一隻烏龜吧！感受自己在堅硬龜殼的保護下，以遠離過剩的攻擊性與不安情緒。

>> 抑制過剩的火型體質，
以平復易怒的心情，有效地緩和攻擊性。

## 對應脈輪

第1脈輪　第3脈輪　第5脈輪

刺激第一脈輪（海底輪）、第三脈輪（臍輪）、第五脈輪（喉輪）。只要是能夠縮入雙手雙腳的瑜伽體式，皆可緊縮三脈輪，儲存能量，增進活力。這或許就是龜長生不老的原因。另一方面，練習從龜殼伸出手腳的龜式則可解放這三個脈輪，促進能量運行，表現緩慢行走的姿態以活化內臟機能。

>> 刺激三個脈輪，使內臟機能運作更活躍。

# [ Marjariasana(Bidalasana) ]

## －貓式－

身體放軟，拱背伸展的貓

Level
初級

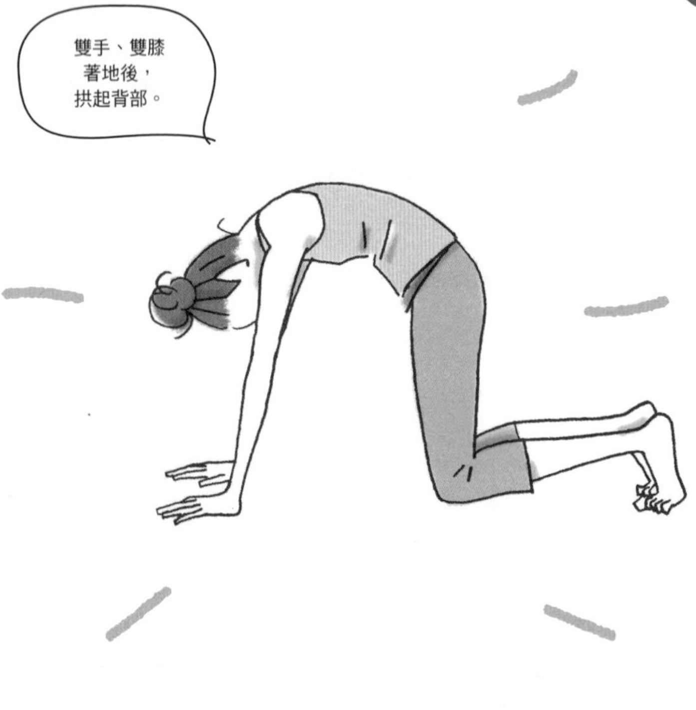


DATA

動作 ● 前彎

梵文 ● Marjari與Bidala意思皆為「貓」。

效能 ● 穩定骨盆，調整骨盆後彎與前傾等症狀，刺激腹部。

影響體質 ● 抑制風型、水型體質過剩現象。

對應脈輪 ● 第二脈輪（生殖輪）

## 拱起背部，並非源自古印度的貓式

Marjari意思是「貓」，又稱為Bidala，都是代表貓的用詞。

我們所瞭解的十二生肖並未列入貓，原因在於動物們競爭之際，貓做出狡詐舉動而被同伴們排除在外，這個故事在日本也廣為流傳。貓也是被瑜伽排除在外的模仿對象，傳統瑜伽並無貓式。（瑜伽體式多達八萬四千多種，竟然沒有貓式！）

但練習貓式可以發現，這簡直就是在做貓的動作，因此後世才以貓的梵文命名，稱為貓式。貓式具備刺激腹部、矯正骨盆歪斜、使骨盆更安定等作用。

此外，進行貓式時，建議接著做「小狗伸展式」、「穿針引線式」。連續進行的系列瑜伽動作，梵文稱「Vinyasa（流瑜伽）」。

**POINT**

- **帶著「一節一節地活動背脊」這樣的想法完成動作。**
- **放鬆肩膀，慢慢地完成動作，以紓解緊繃的頸部。**

START

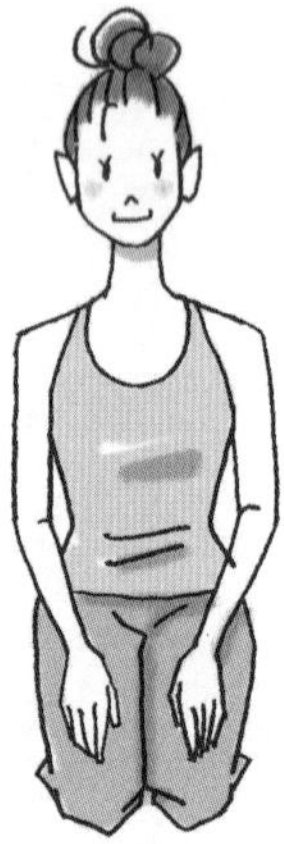

❶

## ❶ 採金剛坐姿跪姿

採跪姿正座。將意識擺在背脊呈現的漂亮S形曲線上，微縮下顎。雙手置於大腿上，避免肩膀與手肘往外撐開。

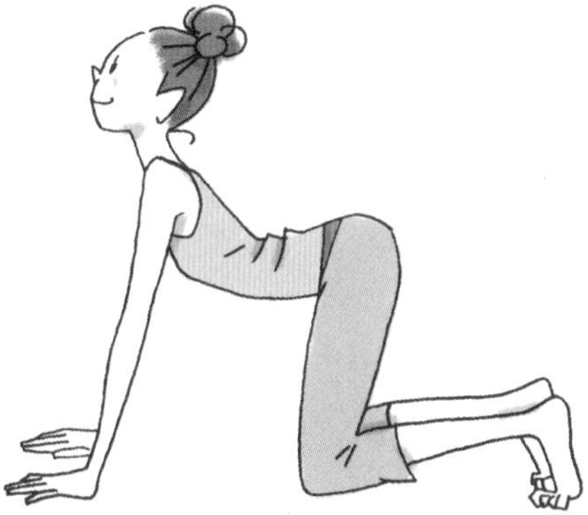


## 2 以四足跪姿撐地，彎曲身體

雙手打開與肩同寬，往前方伸展後，雙手撐地，抬起身體至與地板平行。指尖朝前，雙膝跪地，捲立腳尖，雙腳打開與腰同寬。視線先望向地板，吐氣後，吸氣的同時一節一節地彎曲背脊，使頭部至尾椎形成圓弧狀，視線也慢慢地望向斜上方。

PEAK

骨盆向後傾，
尾椎骨朝地板方向。

FINISH

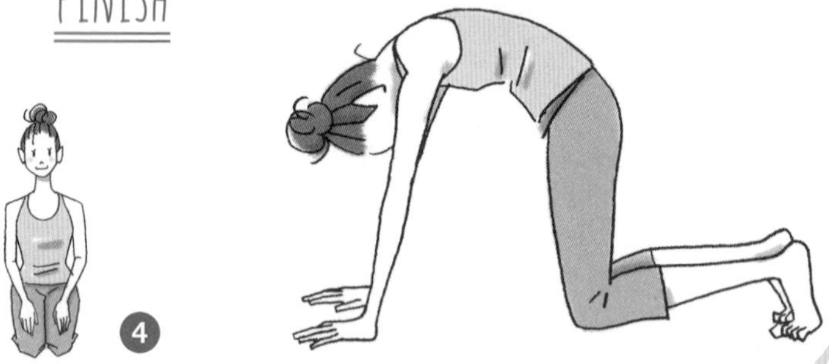

### ❸ 拱起背部

一邊吐氣，一邊以雙手撐地，腹部內縮，拱起背部，視線看向肚臍。

**配合呼吸，重複❷至❸動作約三次。**吸氣時往後彎曲背部，吐氣時拱起背部。

### ❹ 返回金剛坐

彎曲膝蓋，返回正座，雙手置於大腿上，避免肩膀與手肘往外撐開。一邊自然呼吸，一邊體會貓式餘韻。

## 影響體質

風型　水型

貓式是整體而言平衡感絕佳的瑜伽體式，動作中心的前彎動作尤其適合用於改善風型體質過剩現象。

風型體質過剩時，易因頸部太用力而養成憋氣的習慣。進行此體式，由肩膀開始放掉力量，慢慢地紓解緊張，使頸部更柔軟，即可將輕盈、流動、不規則性的風型體質調節至絕佳平衡狀態。練習此體式時，請特別注意安定與穩重。

此外，體式中一再重複前彎與輕度反向後彎的動作，因此對於頑固又動作遲鈍的水型體質過剩現象有非常好的改善效果。想要調節過剩的水型體質時，先將氣吸入胸部，做反向彎曲動作，再一口氣將氣吐盡，將意識專注於非常有節奏地拱起背部的動作；試著重複動作，讓沉重、遲緩的水型體質回到絕佳平衡狀態吧！

›› 放掉頸部力量，完成體式動作後，風型體質變穩定，心情恢復平靜。

## 對應脈輪

第2脈輪

前彎動作進行至完成式階段後，會刺激位於下腹部的第二脈輪（生殖輪），對調節內臟機能、改善便祕等效果非常好。

調節風型體質時，將意識擺在第六脈輪（眉心輪）所在的眉間。調節火型體質時，意識著太陽神經叢的第三脈輪（臍輪）。改善水型體質時，將意識擺在喉部的第五脈輪（喉輪）。此外，當你有意識地將脊椎下部的骶骨往下移時，眉間朝上，即可意識著第六脈輪，提升風型體質與生俱來的直覺力。

›› 刺激第二脈輪，讓人充滿勇於超越各種變化的能力。

# [ Uttana Shishosana ]

## －小狗伸展式－

Level 初級

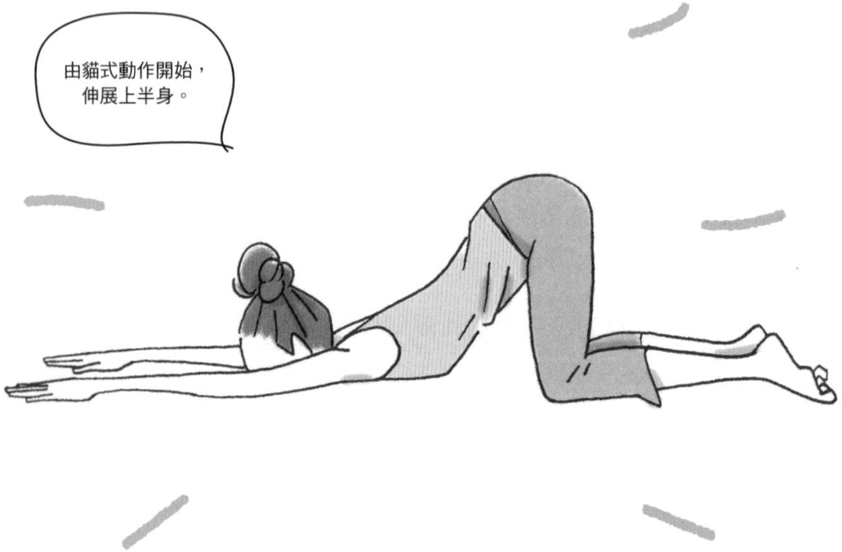


DATA

動作 ● 後彎

梵文 ● Uttana意思是「伸展」，Shisho意思是「小犬」。

效能 ● 端正姿勢，刺激上背部，與胃部後方、中背部，調整消化系統功能。

影響體質 ● 抑制水型體質過剩，或矯正因年齡增長導致風型體質過剩而出現的彎腰駝背。

對應脈輪 ● 第四脈輪（心輪）

## ❀盡情地伸展，以鍛鍊背脊

如前所述，印度瑜伽並沒有貓相關體式。此體式的原意為伸展的犬式，因此又稱為「老犬式（Old Dog Pose）」。總之都是以背脊為中心，鍛鍊效果極佳的瑜伽體式。微微地反向彎曲身體，可刺激身體上背部，以及胃部對應的後背。

進行「貓式」時，必須一再重複反向彎曲、拱起背部的動作；最後一次拱起背部後，就銜接進行「小狗伸展式」吧！一邊吐氣，一邊將雙手往前滑動，讓胸部與下顎貼近地板，進行徹底的伸展，並停留三個呼吸。

返回動作時，務必慎重。雙手往臉部滑動，臀部往下坐往腳踝，一邊拱起背部，一邊像堆積木似地，想像背脊一節一節地往上堆疊，最後再像將臉部擺在堆高的背脊上似地，返回金剛坐姿。

這組連續進行的Vinyasa（流瑜伽），最適合在因水型體質過剩而使精神不濟與身體沉重時進行。經調整節奏與次數後，小狗伸展式也是能有效改善風型或火型體質過剩的強大體式喔！

POINT

- 在做完肩膀或背部負擔較重的瑜伽體式後進行本體式，可更輕鬆愉快地放鬆肌肉。
- 家裡養貓的人不妨仔細觀察、學習貓的動作。貓是最生動真實的學習範本。

建議在「貓式」→「小狗伸展式」後接續進行的瑜伽體式 ASANA 17b

# [ Parivritta Balasana ]

## －穿針引線式－

Level 中級

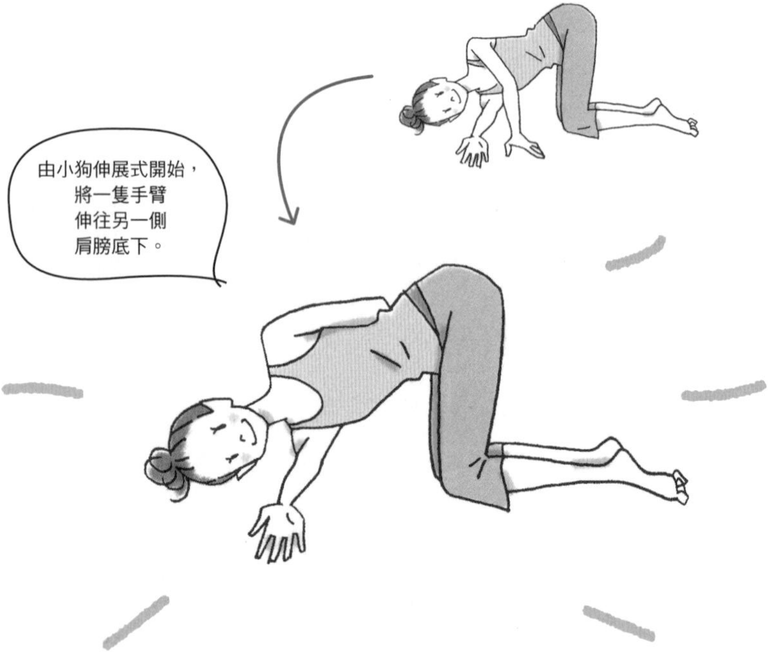
由小狗伸展式開始，
將一隻手臂
伸往另一側
肩膀底下。

DATA

動作 ● 扭轉

梵文 ● Parivritta意思是「扭轉過去」，Bala意思是「嬰兒」。

効能 ● 促進背部的靜脈血液流通，消除背部的緊繃痠痛。

影響體質 ● 抑制火型體質過剩現象。

對應脈輪 ● 第三脈輪（臍輪）・第四脈輪（心輪）

## 透過由貓式展開的一系列體式動作，調節整體平衡

就像「貓式」、「小狗伸展式」一樣，本體式也不是古印度流傳的瑜伽體式。但卻是非常適合排入串聯動作的Vinyasa（流瑜伽），改善失調現象的萬能體式。讓我們像穿針引線般，將手臂穿過自己身體形成的針孔吧！

接續小狗伸展式，回到四足跪姿，一邊吸氣一邊朝著天花板方向伸展右臂，視線望向往上伸展的手指尖。接著一邊吐氣，一邊將右臂往下移動，伸入左手下方，右耳貼在地板上。此時若肩膀或頸部感到負擔，可將雙手合十，在能力範圍內，讓伸入左手下方的右手盡量往前伸展。接著一邊吐氣，一邊將左手繞向背部，像要伸向右大腿根部般。在此姿勢停留三個呼吸，慢慢返回四足跪姿，以相同要領完成另一側動作。

若日常生活中經常使用電腦，易因雙手一直擺在前面而出現肩胛骨沾黏、背部緊繃僵硬的現象。練習這個體式，可刺激肩胛骨，促使容易積存的後背靜脈血流更暢通，以達到排毒的效果。扭轉動作亦可改善背部的僵硬痠痛。

**POINT**

- **從阿育吠陀醫學觀點來說，可調節風型體質過剩的「貓式」→可調節風型體質過剩的「小狗伸展式」→可調節火型體質過剩的「穿針引線式」，就是Vinyasa（流瑜伽）經過特別編排的全面性系列體式。**

# [ Urdhva Mukha Svanasana ]

## －上犬式－

朝上傳達自我意志的聰明狗狗

Level
中級

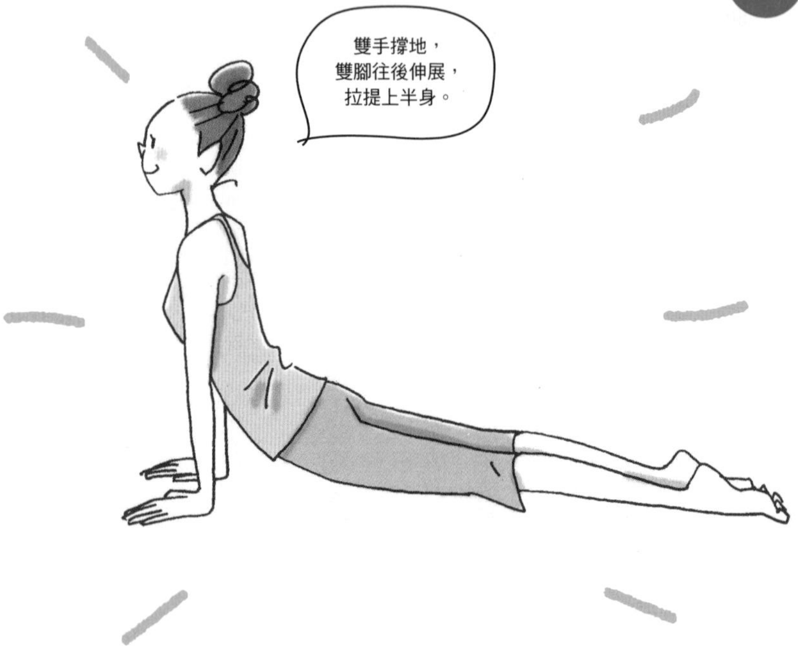


DATA

動作 ● 後彎

梵文 ● Urdhva意思是「向上」，Mukha意思是「臉」，Svana意思是「犬」。

效能 ● 刺激喉嚨至腹部之間部位，開放情感，排毒。

影響體質 ● 抑制水型體質過剩現象。

對應脈輪 ● 第五脈輪（喉輪）

## 抬起頭來，清楚傳達自我意志

Svana意思是「犬」。本式與接下來介紹的「下犬式」銜接進行，效果更佳。

這是動力瑜伽經常採用的體式，通常從站姿展開。從站姿展開時，就是由「山式」（P40）開始。在站姿狀態下，先進行站立前彎式的前彎（手腳呈直角的姿態）動作，然後雙手撐在地板上，雙腳往後拉，連結到上犬式。

另一方面，亦可由俯臥姿開始，連續完成體式動作。由此可見，此體式非常容易連結其他體式動作，因此在編組串聯體式時非常方便好用。經常與拜日式等構成連續性的瑜伽體式組合。

「眼鏡蛇式」（P224）是另一種酷似上犬式的瑜伽體式。動作差異在於，上犬式是從膝蓋開始抬高下腹部後，將意識移往喉部；相對地，眼鏡蛇式是將下腹部壓向地板以達到刺激效果。

POINT

・做擴胸動作時要避免肩膀用力。

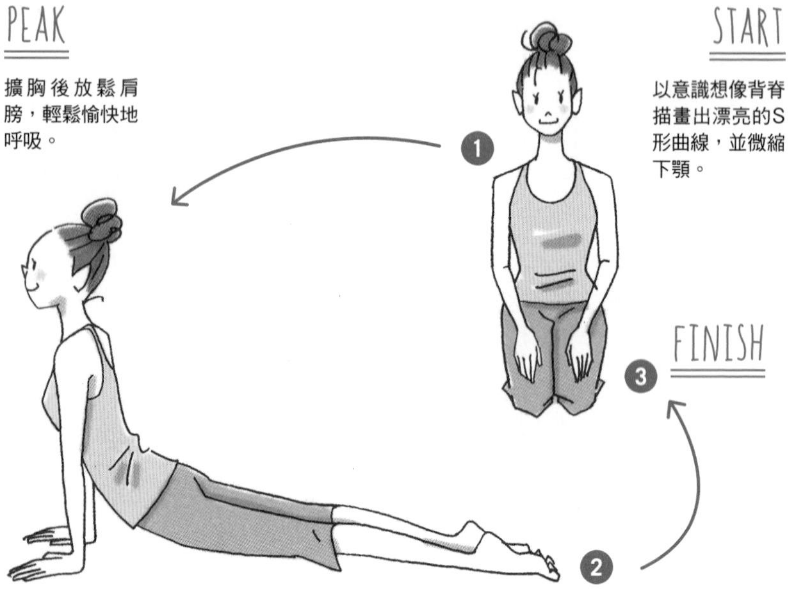
PEAK
擴胸後放鬆肩膀，輕鬆愉快地呼吸。
START
以意識想像背脊描畫出漂亮的S形曲線，並微縮下顎。
FINISH
1
2
3

## 1 金剛坐

採用跪姿正座，雙手置於大腿上。

## 2 雙手撐地，雙腳往後伸展，挺起上半身

雙手打開與肩同寬，雙手於肩膀正下方撐地，雙臂腋下夾緊。指尖朝向前方。雙腳打開與腰同寬，往後伸展。接著一邊吸氣，一邊以雙手推地板似地拉提上半身，以雙手與雙腳支撐身體，膝蓋離開地板。視線望向正面斜上方，進一步刺激喉輪，停留三個呼吸。

## 3 返回金剛坐

膝蓋放回地板，返回金剛坐。

## 影響體質

水型

此體式大多以Vinyasa（流瑜伽）方式進行，可減輕水型體質的停滯，調節平衡。進行時必須擴展胸肌，敞開胸懷，以達到更深層的呼吸。具備調節喉部狀況，紓解水型體質過剩引起的痰與鼻塞等症狀的效果。
在易騷動不安又乾燥的風型體質過剩狀態下，激烈地重複此連續性體式動作，可能助長原本就失去平衡的狀態。出現此狀況時，建議先紓解緊張，使背脊周邊的生命之氣更順暢地運行，將意識擺在擴展的背部與放鬆的腹部，懷著輕鬆愉快的心情去完成體式動作。

>> 抑制水型體質過剩現象，帶來悠然舒暢的解放感。

## 對應脈輪

第5脈輪

犬式是將意識擺在喉部的第五脈輪（喉輪），以提升溝通能力為主的體式。練習上犬式後，尤其能勇於表現自我。犬可說是與人類互動溝通時間最長久的動物。練習這個姿勢可提升表達能力，更確切地說出自己的心境與想法。
同時也請體會腹部的伸展與背部反向彎曲的感覺。意識著胸口確實擴展後加深呼吸，亦可改善呼吸系統失調與預防感冒。

>> 刺激第五脈輪以增進溝通能力。

建議接續「上犬式」進行的體式 ASANA 18a

# [ Adho Mukha Svanasana ]

## －下犬式－

Level 初級

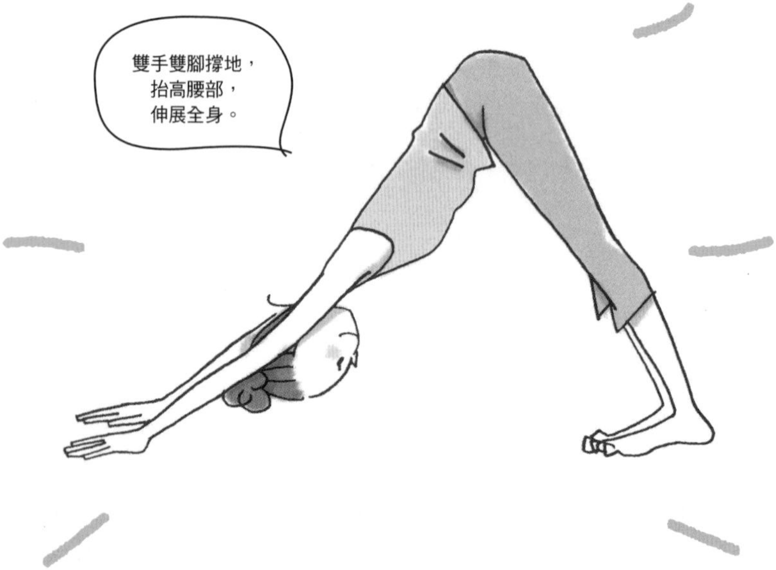


DATA

動作 ● 前彎

梵文 ● Adho意思是「向下」，Mukha意思是「臉」，Svana意思是「犬」。

効能 ● 平靜心情，學會傾聽對方講話的姿勢，可讓人變得謙虛又沉穩。

影響體質 ● 抑制火型體質過剩現象。

對應脈輪 ● 第三脈輪（臍輪）・第五脈輪（喉輪）

## 懂得傾聽的聰明狗狗

本體式通常接續在「上犬式」之後進行，英文又名為「Down Dog Pose」。

下犬式如同上犬式一般，除了由坐姿展開外，亦可由站姿或俯臥姿展開，在流瑜伽中被廣泛用於銜結不同的體式。動力瑜伽在進行站姿體位法時，經常以下犬式作為體式與體式之間的休息體式。

下犬式乃是伏低掌管溝通的喉輪，擺出靜靜傾聽對方說話的姿勢。好好練習下犬式，就能成為一個既謙虛又沉穩大方的人。

此外，與上犬式交互進行，就能均衡發展，既可勇於表達自己的主張，亦能傾聽別人說話，大幅提升自己的整體溝通能力。

**POINT**

- **想像輕鬆愉快地伸展身體的側面部位。**
- **腳跟無法貼地時，配合呼吸，讓左右腳的腳跟輪流下踩，稍作放鬆吧！但若覺得腳真的太過緊繃無法做到，彎曲膝蓋完成動作也沒關係。**

ASANA 19

# [ Sasamgasana ]

## －兔式（月亮式）－

於象徵和平的月光下拱起背部的兔子

Level
初級

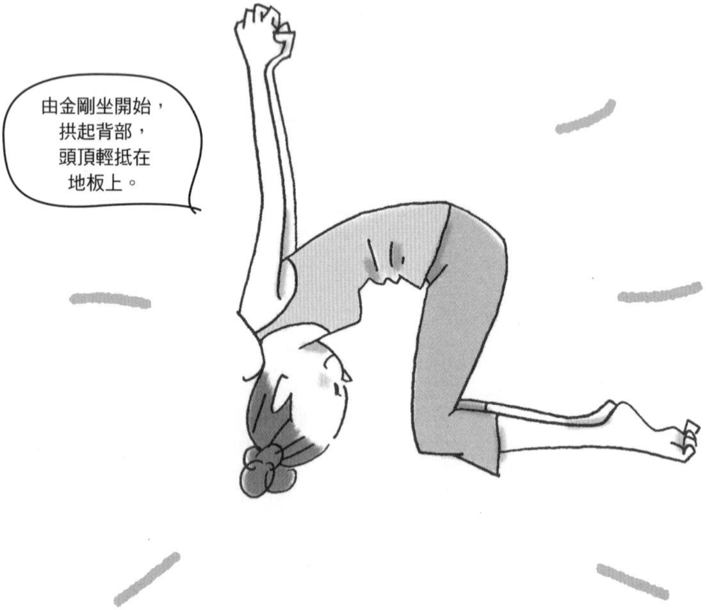


DATA

動作 ● 前彎

梵文 ● Sasamga意思是「月」，Sasa意思是「兔子」，amga意思是「保護」。

効能 ● 放鬆骨盆。

影響體質 ● 抑制風型、火型體質過剩現象。

對應脈輪 ● 第三脈輪（臍輪）・第五脈輪（喉輪）・第七脈輪（頂輪）。

## 保護象徵寧靜與和平的月亮

Sasamga意思是「月」，Sasa意思是「兔子」，amga意思是「保護」或「手腳的」。兔式的起源有一說，由於滿月時的黑色斑點看起來像極了兔子，因此認為月中的兔子就是月亮上的守護者。其次，月亮為寧靜與和平的象徵，可為心靈傳送柔和的震動。

此體式的重點在於如兔子般拱起的背部，以及最後抵在地板上的頭頂部位。於背部交握後抬高的雙臂，或許會讓人聯想到兔子的長耳朵，但事實上那是後世衍化增加的動作。首要重點在於必須先弓起背部，然後將意識擺在一節一節拉開似地伸展的脊椎，再將頭頂輕輕抵放在地板上。

在印度流傳較廣的「兔式」係由「金剛坐」開始，雙手合十，接著將手臂抬高後放下，與日本的動作並不一致。但弓起背部，分別拉開脊椎之間部位，解除椎間盤壓力的目的卻是相同的。兔式除了以動作促進背部血液循環，同時採用平穩且強而有力的腹式呼吸，既改善了腹部失調現象，調整了骨盆周邊狀況，還具備改善生理相關問題，以及掌控情緒化解怒氣的作用。

POINT

- 將意識擺在一節一節拉開脊椎般的伸展動作上，同時也意識著頭頂，將頭頂輕輕抵放在地板上。

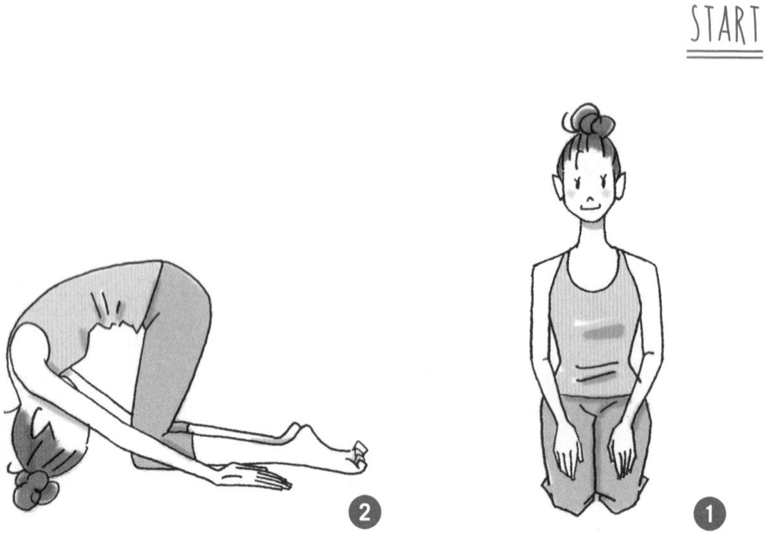


❶ 金剛坐

採用跪姿正座。以意識想像背脊描畫出漂亮的S形曲線，微縮下顎。雙手置於大腿上，避免肩膀與手肘往外撐開。

❷ 將頭頂抵放在地板上，拱起背部

吐氣，像要將雙手放到腳跟一般，上半身朝面前的地板放下，頭頂抵在地板上，抬高臀部至大腿與小腿呈90度為止。一邊吐氣，一邊縮緊下腹部，腹部內縮的同時慢慢拱起背部；吸氣時放鬆腹部，腹部稍微鼓起，並放鬆背部。停留三個呼吸。

PEAK

頭頂輕壓地板，以達到刺激效果。

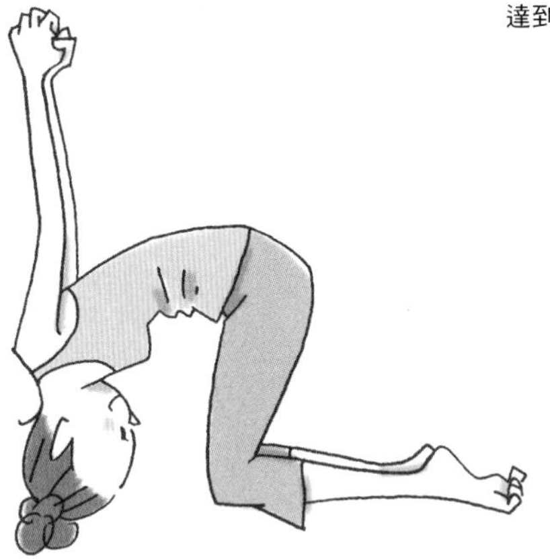

3

## 3 雙手交握，朝天花往上拉伸

雙手十指交握，一邊吐氣，一邊朝天花板方向拉伸，使兩側肩胛骨更靠近。然後維持此姿勢，停留三個呼吸。

注意 ● 這個拉伸手臂的動作能讓人勇氣十足。但是，肩胛骨內夾靠近的動作，比較不容易舒展背部。想讓自己更安定、更放鬆、心情更平靜而於夜間練習兔式時，做到動作❷即可。在動作❷盡情地擴展背部後，直接以動作❹平穩身心吧！

FINISH

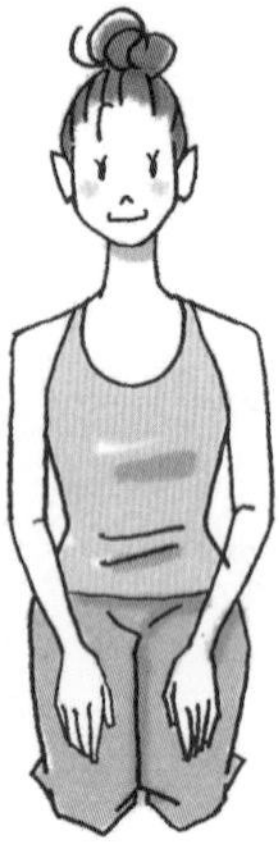

❹

## ❹ 返回金剛坐

如堆積木般，小心翼翼地將背脊一節一節由下到上堆起來，頭部最後才抬起回正。將頭部擺在堆疊完美的背脊上後，返回金剛坐跪姿，雙手置於大腿上，避免肩膀與手肘往外撐開。一邊自然呼吸，一邊體會完成體式後的餘韻，靜心感受運行於背脊的生命之氣。

## 影響體質

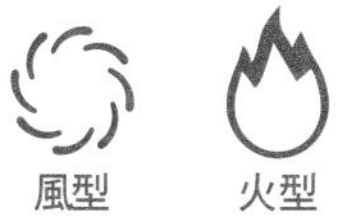


象徵和平的兔式（月亮式），最適合用來鎮靜容易增強不安情緒的風型體質，或調節易導致焦慮心情的火型體質過剩情形。經常將日常生活中位於身體最上方的頭部降低至地板上，有助於培養謙虛美德。
另一方面，當水型體質過剩而停滯時，練習本體式可能導致加重症狀。出現這種情形時，請盡力抬高手臂，以避免增強過度安定而僵化的水型體質。

>> 抑制過剩的風型與火型體質，喚回平常心。

## 對應脈輪

本體式可刺激抵在地板上的頭頂第七脈輪（頂輪），與緊縮的喉部第五脈輪（喉輪）。第七脈輪的能量穴位稱為Adhipati Marma，藉由刺激這個區域，與靠近大腦中被稱作「第三隻眼」的松果體（Pineal Gland），即可用你的心與大腦來控制神經系統並控制全身。
誠如第七脈輪為紫色，亦即紅色與藍色融合所呈現的顏色，本體式也能夠連結、平衡所有的對立面。在夜間練習本體式，能讓日間活絡的身心安定下來，好好地休息；在結束一整天的努力後，相對獲得充分的休息。
此外，將意識置於吐氣時內縮的腹部，可刺激第三脈輪（臍輪）。

>> 刺激第三、五、七脈輪，控制神經系統，以提升放鬆效果。

適合與「兔式」搭配進行的瑜伽體式 ASANA 19a

# [ Ustrasana ]

## －駱駝式－

Level 中級

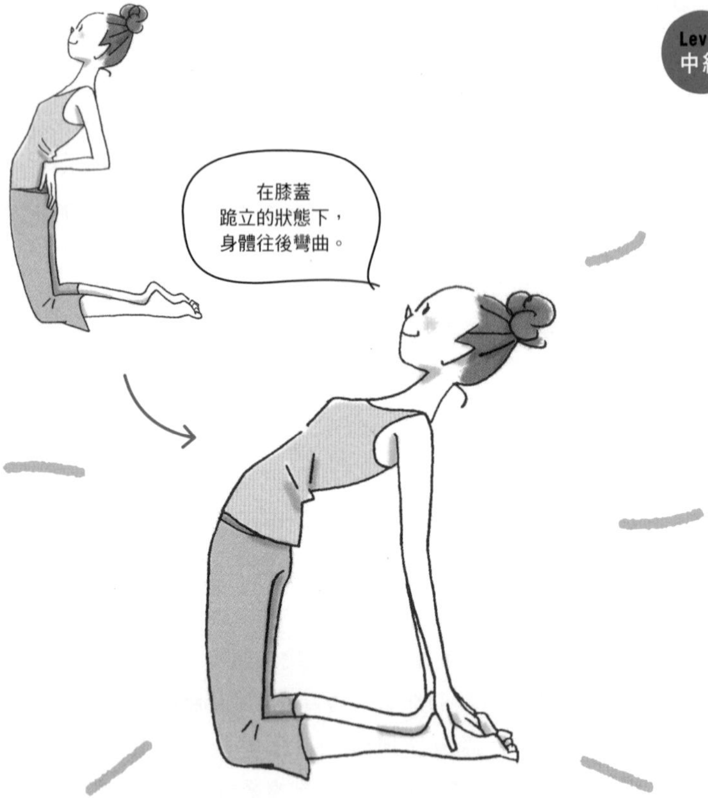


**DATA**

動作 ● 後彎

梵文 ● Ustra意思是「駱駝」。

效能 ● 刺激上肺部至腰部之間，讓人充滿積極進取的精神，緊實骨盆部位。

影響體質 ● 抑制水型體質過剩現象。

對應脈輪 ● 第三脈輪（臍輪）

## 面對沙漠依然勇敢邁進，積極面對未來的駱駝式

將反向彎曲上半身時的腹部與胸部，想像為駱駝的雙峰，表現出腹部與胸部往前推的感覺。讓自己成為面對沙漠依然毫不畏懼地往前邁進的駱駝，就能夠充滿積極進取的精神，勇敢面對未來人生。

此體式的進行方式是從金剛坐展開，雙膝跪立，打開與腰同寬；雙手先撐在腰後，一邊吸氣一邊擴胸，敞開胸口，再一節一節地反向彎曲背脊。在不勉強的情形下，可以更進一步，臉部再往後加深背彎，雙手握住腳跟，維持此姿勢，停留三個呼吸。

此體式必須大幅度擴展上半身前側，與徹底舒展背部的「兔式」正好形成強烈的對比。「駱駝式」具備緊實骨盤的作用，「兔式」則是打開骨盆。其次，駱駝是抬頭挺胸，勇敢面對未來，精神抖擻地往前邁進的姿勢；兔子則是將平常位於身體最上方的頭垂低，以身體學習謙虛的姿勢。瑜伽yoga一詞源於梵文「Yuj」，意思是「連結」。依據此意，將這兩種體式搭配進行，檢視其中不同的心靈傾向也非常有趣。

**POINT**

- 保持意識專注於動作，避免頭部突然往後倒。
- 初學者可踮立起腳尖，減輕擔心往後倒的不安情緒。

ASANA 20

# [ Simhasana ]

## －獅子式－

實力強大足以擊退傲慢魔王的萬獸之王

Level
初級

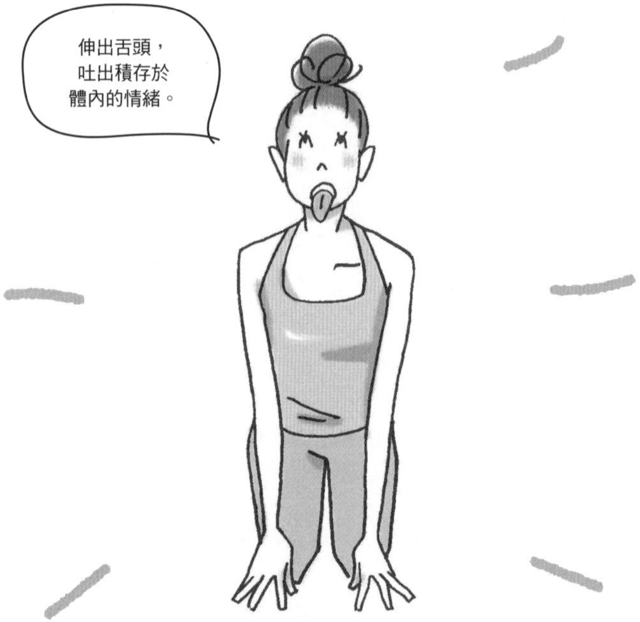


DATA

動作 ● 其他

梵文 ● Simha意思是「獅子」。

効能 ● 排毒，刺激喉嚨至呼吸器官部位。

影響體質 ● 平衡風型、火型、水型所有體質。

對應脈輪 ● 第五脈輪（喉輪）

## 勇猛吼叫的毗濕奴化身

Simha意思是「獅子」，顧名思義，本體式就稱作「獅子式」。

依據印度傳說，獅子是毗濕奴的化身，以上半身為獅子、下半身為人類的姿態顯現。神話中流傳著化身為獅子的毗濕奴，迎面痛擊態度傲慢、蔑視神明的魔王的勇敢事蹟。

《哈達瑜伽經》1・50至52中記載：「雙腳腳踝置於陰囊下，抵住會陰兩側。左腳腳踝抵住右側，右腳腳踝抵住左側。雙手手掌分別置於膝蓋上，手指打開，張大嘴巴（伸長舌頭），聚精會神地凝視鼻頭。」「此體式廣為瑜伽修行者奉為至高無上的瑜伽體式，是由三個鎖印統合構成。」※鎖印一詞意思是「束縛」、「固定」，係指緊縮身體的一部分，將生命之氣鎖於體內，加以控制，避免流出的方法（P166）。雖與現代瑜伽體式動作略微不同，但從古籍中即可看出此體式自古備受尊崇。《葛蘭達本集》2・14中也有獅子式的相關記載。



**POINT**

- 無法清楚界定是前彎、後彎或扭轉的獨特動作。
- 重點在於伸出舌頭、配合呼吸，盡情地吐出積存在體內的廢氣。連雜念與毒素都一起吐出來，讓精神因而更加專注、統一。
- 想像獅子威猛逼人的氣勢，以嚴謹的態度完成動作。

※引用自《瑜伽根本教典》（平河出版社）

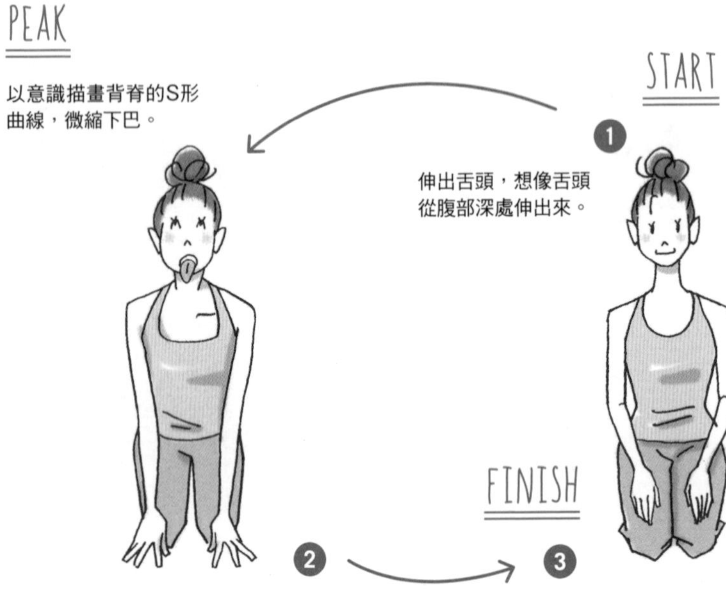
PEAK
以意識描畫背脊的S形曲線，微縮下巴。
START
1
伸出舌頭，想像舌頭從腹部深處伸出來。
FINISH
2
3

## 1 以金剛坐穩定安坐後立起腳尖

以正座開始，抬高腳跟，立起腳尖。

## 2 雙手撐地，吐氣並伸出舌頭

雙手指尖撐在膝蓋前的地板上，抬頭伸展背部，慢慢地、長長地吸氣後，一口氣把氣吐出來，同時張開雙眼，視線朝向前方，嘴張大，想像舌頭由腹部深處伸出似地，吐出舌頭並發出吼叫。

注意● 因喉嚨狀況不同，不出聲，由腹部「喝」地呼出一口氣效果也很好。

## 3 返回金剛坐

舌頭慢慢縮回嘴裡，返回金剛坐。雙手置於大腿上，避免肩膀與手肘外開。

## 影響體質

這是能夠平衡整體風型、火型、水型體質的萬能體式，對於身心排毒效果卓著，建議可定期進行練習。在對別人吐露積存體內的負面情感前，先自力吐出，使心情更舒暢吧！

風型體質毒素為不安與擔憂，火型體質毒素為焦慮與怒氣，水型體質毒素為停滯感與「不可能、不行」等自暴自棄的情緒，藉由獅子式將它們完全吐出來，徹底地排除身心毒素！排除毒素後，喉部的血液循環就會好轉；因此當感覺喉嚨不舒服時，不出聲地吐氣，即可促進喉部的血液循環。

›› 平衡三種體質的狀態。

## 對應脈輪

第5脈輪

進行本體式，可刺激喉部的第五脈輪（喉輪），提升溝通能力的效果絕佳。其次，對於骨盆底部的第一脈輪（海底輪），與第三脈輪（臍輪）也可望發揮效果。第一脈輪掌控地能量，可安定身心；第三脈輪控制火能量，具備調節Agni（消化之火）、提升消化力，以避免消化系統發炎等作用。此外，喉嚨深處的軟顎部位存在能量穴位Shringataka Marma，刺激該穴位，即可控制五感整體，促進位於眉間第六脈輪（眉心輪）的Soma（神酒），以及amṛta（長生不老的甘露）更順暢流通，使心靈感到安定與滿足。

›› 刺激第五脈輪，乃至第六、第七脈輪，使心靈感到更安定、更滿足。

+1 COLUMN

# 何謂鎖印？

## 將氣緊閉於體內的瑜伽技巧

鎖印（Bandha）一詞意思是「束縛」、「固定」。是緊縮身體的一部分，將生命之氣緊閉於體內加以控制，以避免流出的瑜伽技巧之一。

藉由鎖印的練習，可調節內臟器官與神經系統等功能。鎖印共有三個種類，而進行「獅子式」，即可具體地達到三種鎖印效果。因此，能夠統合三種鎖印的獅子式被奉為「至高無上的瑜伽體式」。

## 鎖印的種類

鎖印大致分成以下三類。

1 緊縮喉部（喉鎖，持水鎖印）……用力按壓位於鎖骨中央凹處的喉部，刺激甲狀腺以活化全身機能。

2 緊縮橫隔膜（臍鎖，飛升鎖印）……意思是「飛上天空」。緊縮橫隔膜，將內臟拉向背脊，拉提時想像著橫隔膜如翅膀一般收合。

3 緊縮肛門（根鎖，根部鎖印）……以腳跟壓迫會陰部位促使收縮，再緊縮肛門括約肌，拉提向下的能量，促使與胸部的生命之氣結合。

# 鎖印的具體作法

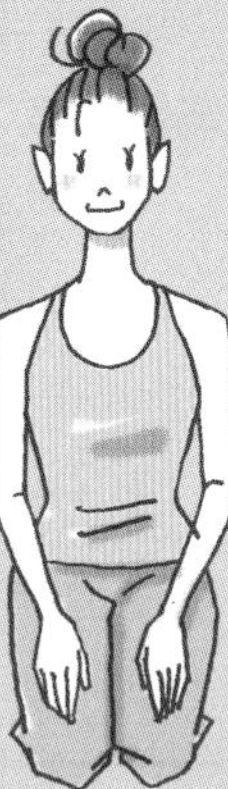

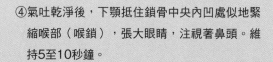

以包含三種鎖印型態的獅子式來進行練習吧！

①以金剛坐穩定安坐後立起腳尖，雙手指尖撐在膝蓋前的地板上。一邊吸氣，一邊捲起舌頭，將舌尖抵在上顎。

②緊縮肛門（根鎖），從腹部往外似地一邊吐氣一邊伸出舌頭。此時，可像獅子般發出吼叫聲，或單純由喉嚨深處發出聲音，兩種方法皆可。

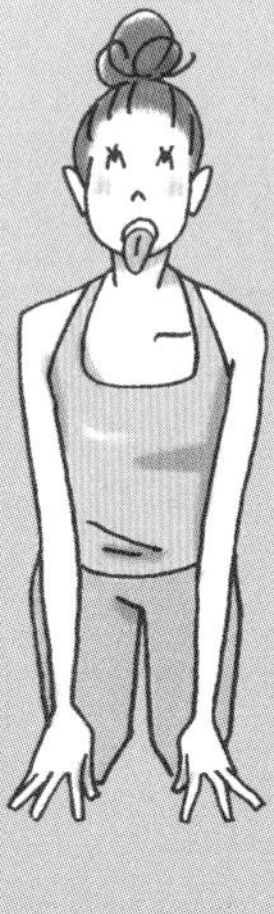

③接著一邊緊縮腹部（臍鎖），一邊繼續吐氣。

④氣吐乾淨後，下顎抵住鎖骨中央內凹處似地緊縮喉部（喉鎖），張大眼睛，注視著鼻頭。維持5至10秒鐘。

⑤收回舌頭，閉上嘴巴，舌尖抵在上顎後吸氣。

⑥重複以上動作5至10次。

ASANA 21

# [ Sirsasana ]

## －頭倒立式－

體現天地倒轉
平衡一切的
瑜伽體式之王

Level
上級

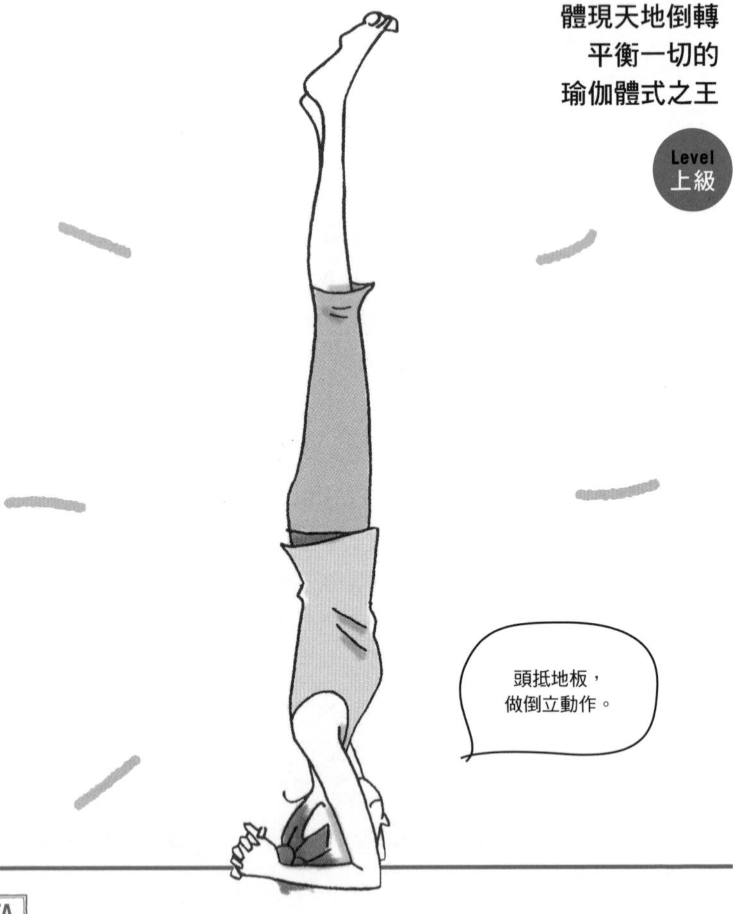


DATA

動作 ● 倒立

梵文 ● Sirsa意思是「頭」。

效能 ● 促進全身血液循環，活化腦部機能，調節自律神經。

影響體質 ● 抑制水型體質過剩現象。

對應脈輪 ● 第七脈輪（頂輪）

## 反轉人體的月亮與太陽，長生不老的神聖瑜伽體式

這是被譽為體式之王的重要瑜伽體式。印度聖典《博伽梵歌》15・1章節中有關倒立樹的記載：「根在上，枝在下，葉一片片唱著吠陀讚歌，絕不枯萎的菩提樹，知此樹者，皆知悉吠陀。」※看起來似乎很了不起，但倒立的菩提樹係作為斬除人類欲望、斷絕執著的象徵登場。「頭倒立式」即讓人聯想到該段記載。

此體式同時也能讓人改變觀點，使日常見慣的景色出現一百八十度大轉變，深具象徵意義。就瑜伽生理學觀點來說，人體的腹部住著太陽，頭部住著月亮。在以正常姿態行動的日常生活中，腹部的太陽喝著頭部月亮流出的長生不老甘露（P78），因此人類的壽命逐漸縮短。而本體式可反轉太陽與月亮的位置，因此能抑制甘露之減少，具備延年益壽的效果。

印度常見一整天做倒立動作的修行者，聽聞其主要目的就是讓肉體處於極限狀態，以期見到自己的內在。

**POINT**

- **在體能與動作熟練之前可能受傷，切勿勉強完成動作！**
- **動作過程中，頭部必須維持不動，以免受傷。**





※引用自《神之詩 博伽梵歌》（TAO LAB BOOKS）。

START

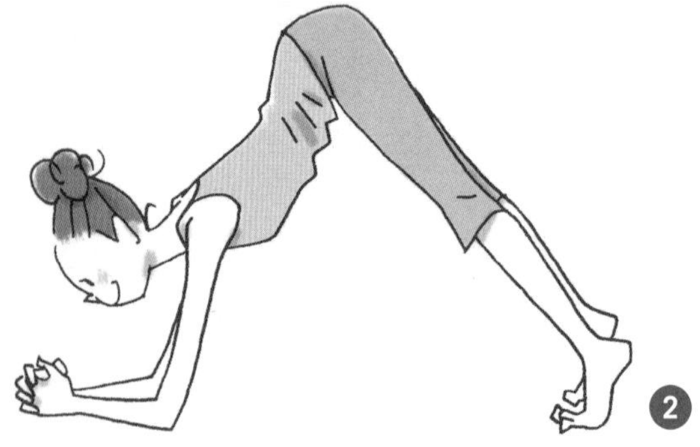


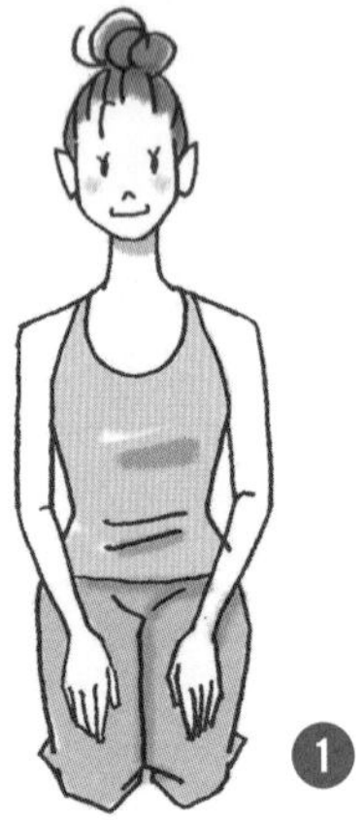


## 1 金剛坐

採用跪姿正座。以意識想像背脊描畫出漂亮的S形曲線，微縮下顎。雙手置於大腿上，避免肩膀與手肘往外撐開。

## 2 手肘撐在地板上，抬高臀部

首先將手肘置於肩膀正下方，膝蓋則位於髖關節正下方，雙手十指交握，腳背著地，視線望向斜前方。接著一邊呼吸，一邊立起腳尖，朝天花板抬高臀部，手肘朝斜前方推地板，拉提下腹部（海豚式）。此時，視線望向斜前方。

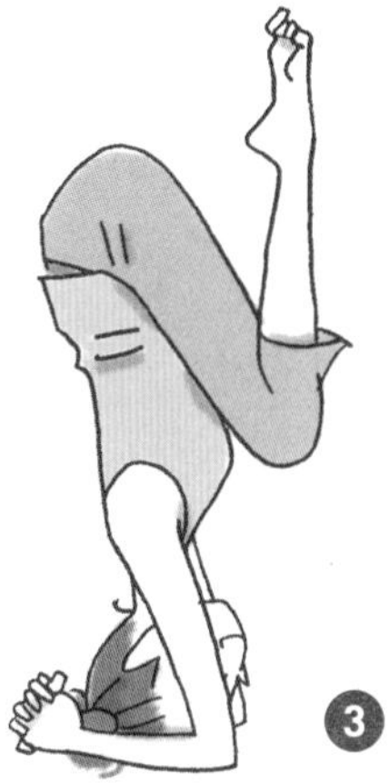

3

PEAK

身體打直，整個人筆直地倒立在地板上。

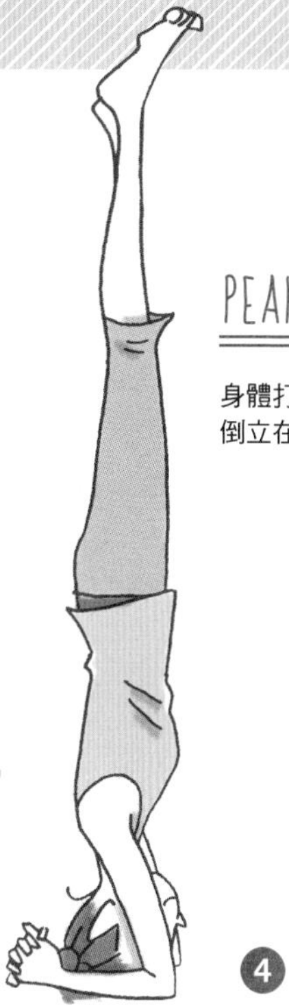

4

## 3 腳尖離開地板

頭部抵在十指交握的雙臂之間，維持左右手臂到手肘平均地往下推地板；吐氣的同時，雙腳朝頭部方向前進，雙腳自然離地時，彎曲膝蓋。

## 4 抬高雙腳，伸展身體

以雙臂與頭部前側維持身體平衡，一邊吐氣，雙腳慢慢朝天花板方向伸展。身體呈一直線後，維持此姿勢，停留三個呼吸。

FINISH

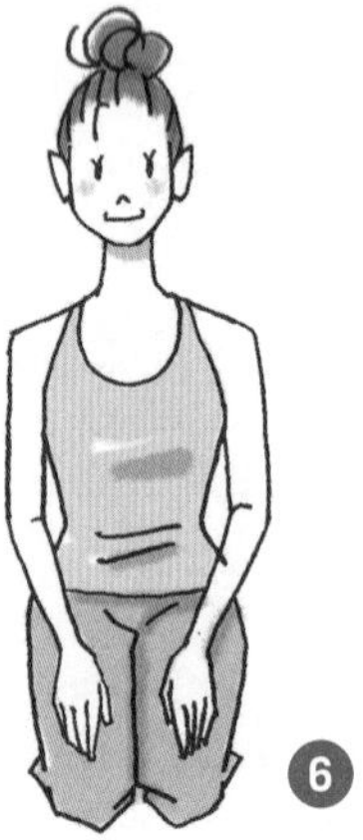

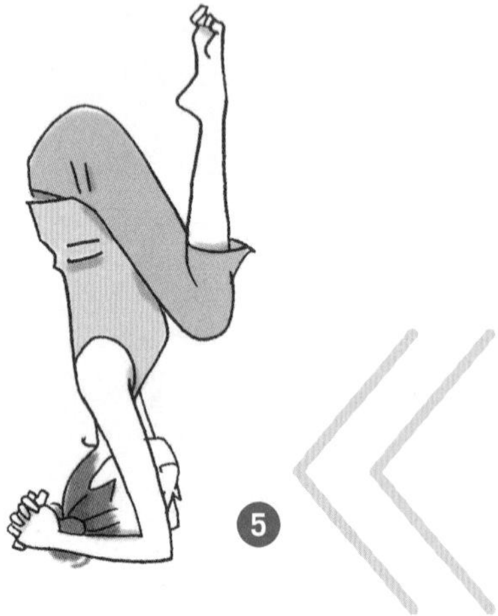

### 5 慢慢放下雙腳

一邊維持平衡，一邊慢慢放下雙腳。並務必保持頸部不動！

### 6 返回金剛坐

膝蓋著地，慢慢返回金剛坐。雙手置於大腿上，避免肩膀與手肘往外撐開。一邊自然呼吸，一邊體會暢流而出的生命之氣，與完成體式後的餘韻。

## 影響體質

水型

本體式對於改善停滯、過剩的水型體質，效果極為卓著，可感受體內的水能量一口氣傾瀉而出。水型體質過剩或處於容易停滯狀態時，進行此體式能促使轉換觀點，超越自設框架，有助於開拓潛能。

另一方面，風型體質過剩的人易出現不安定與骨骼脆弱等情形，因此進行頭倒立式時需特別留意。此外，火型體質過剩時，能量易往上竄升，就不建議太長時間進行血液容易湧向頭部的倒立體式。

›› 促使水型體質恢復正常，培養以平常心面對當前問題的能力。

## 對應脈輪

第7脈輪

脈輪與五種自然能量（地、水、火、風、空）關係至為密切。第一脈輪（海底輪）與地能量，第二脈輪（生殖輪）與水能量，第三脈輪（臍輪）與火能量，第四脈輪（心輪）與風能量，第五脈輪（喉輪）與空能量有關。第一至第五脈輪肉眼看不見，但都位於脊髓之中。第六以上的脈輪與腦部有關。進行頭倒立式，即可反轉日常生活中的五種能量之機能，具備調節所有能量的效果。此外，進行頭倒立式還會刺激到與第七脈輪息息相關，名為Simanta Marma或Adhipati Marma的能量穴道，有助於提升頭頂部的所有機能，無限地擴展宇宙範疇，更容易進入冥想境界。

›› 反轉日常生活中五種能量的機能，具備調節整體平衡狀態的效果。

建議於進行「頭倒立式」前練習的瑜伽體式 ASANA 21a

# [ Salamba Sirsasana ]

## －三點頭倒立式－

Level
中～上級

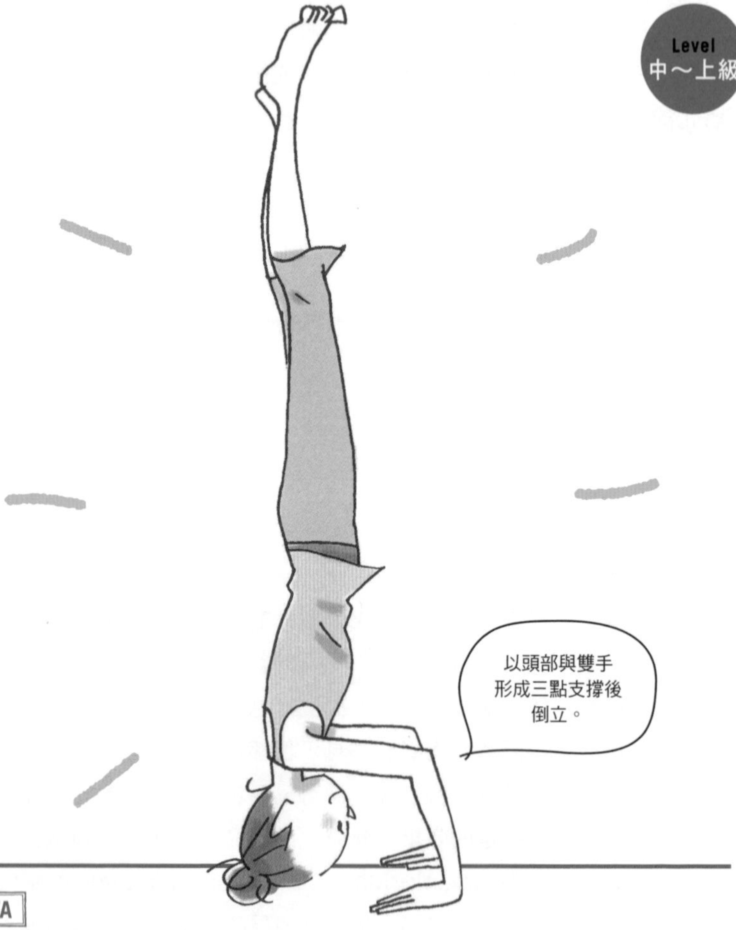


DATA

動作 ● 倒立

梵文 ● Salamba意思是「有支撐的」，Sirsa意思是「頭」，Salamba Sirsa意思是「以有支撐的頭部站立」。

效能 ● 消除壓力、恢復疲勞。

影響體質 ● 抑制水型體質過剩現象。

對應脈輪 ● 第七脈輪（頂輪）

## 比頭倒立式更容易得到反轉效果

「頭倒立式」是非常高難度的瑜伽體式，突然挑戰此體式，難度可能會超過限度。

因此建議先從「三點頭倒立式」開始練習，學會此體式後，再挑戰「頭倒立式」吧！

進行三點頭倒立式時，先以金剛坐安穩坐定，再將雙手置於雙膝前打開與肩同寬，一邊吐氣，一邊將上半身往下移動至雙手之間，額頭抵在地板上。然後一邊吸氣，一邊抬高臀部，伸直腳尖。

以手部與頭部支撐體重，同時維持身體平衡。吸氣時，腳尖反轉似地捲立在地板上，繼續維持該姿勢；務必確認身體能夠維持平衡，再讓腳尖慢慢地離開地板。

最後，緊縮下腹部，找到如站立時，拉長體側般自然伸展雙腳的點，頭頂至腳尖呈一直線。維持此姿勢，停留三個呼吸。

**POINT**

・在體能與動作熟練之前可能受傷，切勿勉強完成動作！
・緊縮下腹部，身體打直，與地板保持垂直。

ASANA

## 適合於躺臥狀態下進行的體式

# 臥姿體位法

最後，解說適合平躺完成的臥姿瑜伽體位法。臥姿體位法可大致分為仰臥姿與俯臥姿。仰臥姿以仰臥在地板上完成動作的「攤屍式」最具代表性，俯臥姿則是以俯臥在地板上休息的「鱷魚式」為代表。兩種體式都是廣為熟知的休息放鬆體式。人的身體與神經雖然不會時時刻刻都處於緊繃，但總是處於壓力過剩狀態，身體就可能連怎麼放掉力量都忘記了。身體與神經若一直處於緊繃，很快就會引發難以修復的破綻，漸漸地陷入身心失調。由此可見，這兩種臥姿體位法看似簡單，其實深奧無比。

學習「什麼都不做」的體式，就是臥姿體位法的奧義。覺得身體的某個部位很緊張，想讓自己從心靈無法休息的狀態解放出來時，就練習臥姿體位法吧！

## INDEX

ASANA 22

# [ Savasana ]

## －攤屍式－

抛開一切，順應身體狀況的屍體

Level
初～上級

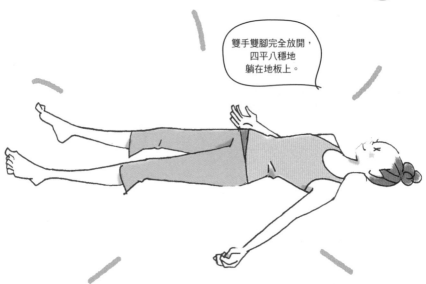

DATA

動作 ● 休息

梵文 ● Sava意思是「屍體」。

効能 ● 消除疲勞，控制身心的緊繃與鬆弛。

影響體質 ● 調節風型、火型、水型體質的平衡。

對應脈輪 ● 第一脈輪（海底輪）・第七脈輪（頂輪）

## 象徵空（虛空）的仰臥姿基本體式

Sava意思是「屍體」。本體式又稱為Mrtasana，猶如虛空一般拋開一切，將全身託付大地。

不只是最基本的仰臥姿，攤屍式還被視為所有體式的原點，通常於完成一系列瑜伽體式後作為收尾。或許是因為自古以來人類就無法順利地消除緊張吧！《哈達瑜伽經》1・32章節中記載：「如屍體般仰躺著完成的體式，就是Sava（攤屍式）。目的是消除做完哈達瑜伽後的疲勞狀態，放鬆心靈。」※其體式意涵流傳至今幾乎未曾改變。

紓解所有的緊張＝堅持，像屍體般躺著時，就能覺察身體上用力的部位。但身體用力並非一無可取，不需要設法排除，瞭解哪個部位用力即可。瞭解後，下次覺得緊張時，才知道該繼續維持或該放鬆，朝能夠隨心所欲地控制身心更進一步。此外，所謂的Yoga Nidra（瑜伽睡眠），亦被稱為「覺醒睡眠」，是更加深化的攤屍式，其引導進入深度睡眠的效果值得期待。

POINT

・避免意識太緊張，讓意識觀照守護身體的各個角落，在此狀態下完成體式動作。



※引用自《瑜伽根本教典》（平河出版社）。

PEAK

放掉全身力量，身體完全平躺在地板上。時常咬緊牙關的人請放鬆下顎。

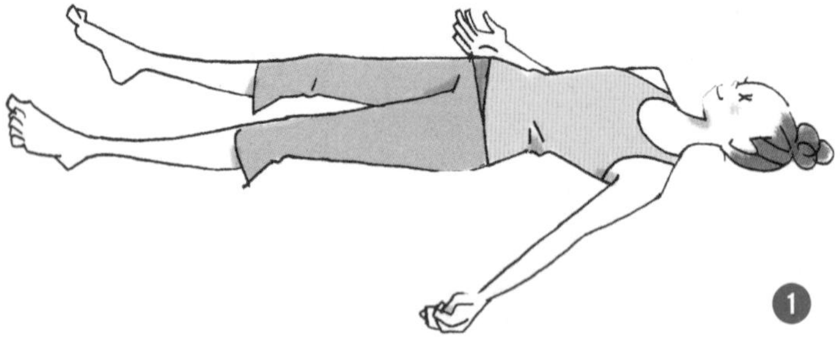

1

## ❶ 仰臥在地板上，雙手雙腳適度打開

仰臥在地板上，雙腳打開至腰部輕鬆無負擔的距離。雙手掌心朝上，與身體稍微拉開距離，讓身體感到更敞開、更放鬆。閉上眼睛，緩緩地重複著呼吸。靜靜地躺5至15分鐘吧！（P182有更詳盡的解說。）

## 影響體質

風型　火型　水型

在攤屍式中可靜靜地傾聽體內變化，感覺到地、水、火、風、空五種自然能量。從阿育吠陀醫學觀點來說，它是能夠調節風型、火型、水型體質整體平衡的瑜伽體式。漸漸地沉入地板與大地的身體，是安定的地能量；不停在體內流動的液體是水能量；靜靜地維持著的呼吸則是風能量。其次，從體溫就能感受到奧運聖火般，人一生下來就持續在體內燃燒著的火能量。放空一切，完全地託付自己，讓自己從對身體的執著與停滯中解放出來，則充滿著空的能量。

>> 促使所有的失調狀態恢復正常，
對於抑制風型體質過剩引起的不安情緒效果更佳。

## 對應脈輪

第1脈輪　第7脈輪

全身水平仰躺著投入天地間般的攤屍式，主要作用部位為最靠近大地的第一脈輪（海底輪），與最靠近天空的第七脈輪（頂輪）。

第一脈輪位於骨盆底，是打造身心基礎的重要部位。第七脈輪則是負責調節所有脈輪，連結所有事物。仰臥姿基本體式的攤屍式，既是所有事物之始，也是所有事物之終。

>> 對第一與最後一脈輪發揮作用，以打好身體的基礎。

# 深入瞭解「攤屍式」

+1 COLUMN

## 努力成為身體的觀察者

「仰臥在地板上，身體完全放鬆」，是基本攤屍式的唯一動作。以下將介紹進一步深化攤屍式的方法。

江戶時代的高僧白隱禪師（P248），曾因過度打坐而罹患了禪病。至道無難禪師知情後，傳授了「活人徹底地成為死人，隨心而往」的祕訣（《至道無難禪師集》春秋社）。

這段話極具攤屍式真諦，希望你也能悟得這個境界。

繼而成為身體的觀察者。

## 對身體的各部位「致謝」

微微地搖晃身體後，只憑意識掃描身體，不做判斷，以最誠實的眼光觀察全身。

首先，從左右腳的腳尖開始，接著靜靜地感受腳踝、小腿肚、膝蓋、大腿、雙腳根部，然後說聲「腿呀，謝謝你！」謝謝你無論過去或現在，都一直支撐著我，帶我到我喜歡去的地方，穩穩地踩在地上，一直支持著我。

其次，體會腰部、臀部一帶的感覺。態度軟弱的人易出現腰後傾的現象。腰係由「月（肉）」加上「要」構成，亦即「身體之要」，是身體至為重要的部位。請好好地體會一下這麼重要的腰，慢慢地沉入地板與大地的感覺。

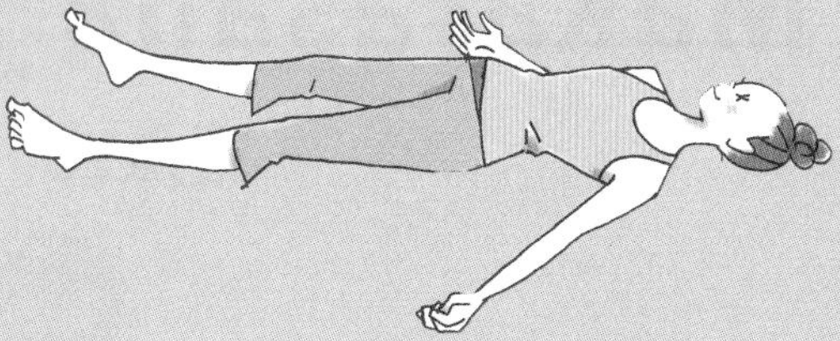

接著，請感覺一下背部。誠如所謂「寂寞的背影」，背部是表現人類潛意識的部位。避免彎腰駝背，放掉阻礙背部伸展的力量或多餘的力氣，盡情地享受背部漸漸沉入大地的感覺吧！

從兩側肩膀、手臂、手肘、手腕、手掌、手背，到每一根手指頭，體會每一個部位愈來愈沉重，漸漸地沉入地板的感覺。然後，朝每個部位說聲「謝謝」，感謝各部位的多方協助，能有今日的自己完全是各部位所賜。懷著這種心情，接著放鬆頸部。見到有興趣的事物時就會伸長脖子，煩惱時就會歪著脖子，感謝頸部一直支撐著頭部。

然後體會後腦杓、頭頂、額頭、頭部側面放鬆後愈來愈輕鬆的感覺。接著放鬆眼睛、鼻子、耳朵、臉龐、嘴唇、嘴巴。體會各部位的感覺時，讓臉上充滿輕鬆愉悅的神情，避免帶著面具般面無表情。接著由喉部到胸部，感覺呼吸變得更輕鬆，腹部也更放鬆，覺得呼吸愈來愈輕快。

以這種方式掃描自身2至3分鐘後，稍微休息一下。構成身體，數量據說高達六十兆個的細胞們，一定會因此滿面笑容的！

另一個臥姿基本體式 ASANA 22a

# [ Makarasana ]

## －鱷魚式－

Level 初級

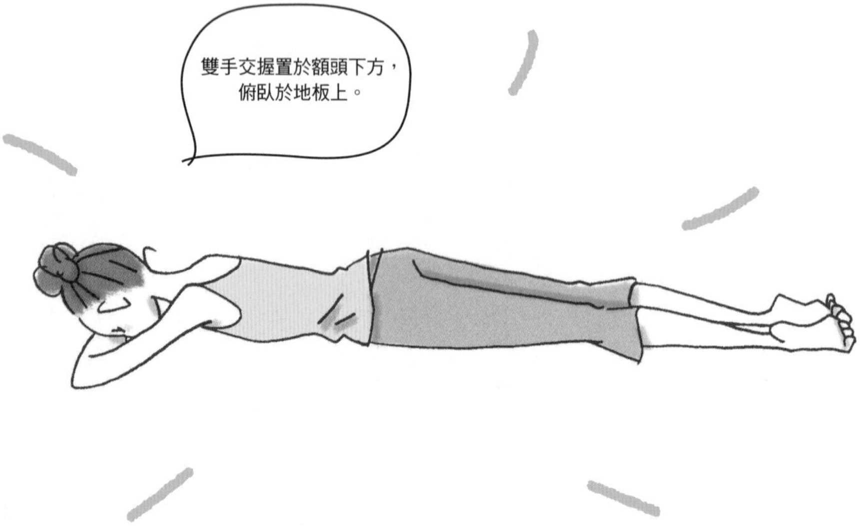


DATA

動作 ● 休息

梵文 ● Makara意思是「鱷魚」。

效能 ● 讓身心好好休息，保護身心以免形成壓力。

影響體質 ● 抑制火型體質過剩現象。

對應脈輪 ● 第二脈輪（生殖輪）・第五脈輪（喉輪）

## 想像鱷魚休息的景象

前述單元已經介紹了仰臥姿的基本體式「攤屍式」，臥姿體位法除了攤屍式這種仰臥姿之外，還有俯臥姿（此外還有側仰臥姿）。「鱷魚式」就是基本的俯臥姿體式。雖然現在已少以正式名稱稱呼它，但它原本是非常重要的體式之一。

《葛蘭達本集》2・39章節中記載：「臉朝下，胸部貼地後俯臥。雙腳伸直置於地板上，雙手交握抱頭。此鱷魚式可使身火（消化力）大增。」※從記載中可瞭解，這是與火能量有深厚關連的體式，是維護人體健康以免遭火焰般壓力燃燒殆盡的休息體式。《葛蘭達本集》的相關記載為「雙手交握後抱頭」，但現代瑜伽動作為雙手交握置於頭部下方，臉頰或額頭靠在手上休息。此外，現代日本還有一種眾所周知的「仰臥腹部扭轉式」，將留待稍後章節（P196）中介紹。

**POINT**

**・進行一系列瑜伽體式後（尤其是動力瑜伽、阿斯坦加瑜伽等動作活潑、不斷活動身體的瑜伽），就以這個姿勢好好地休息吧！**





※引用自《續編・瑜伽根本教典》（平河出版社）。

ASANA 23

# [ Pavana Mukutasana ]

## －胎兒式－

解放淤滯的風力
弓身甜睡的嬰兒

Level
初級

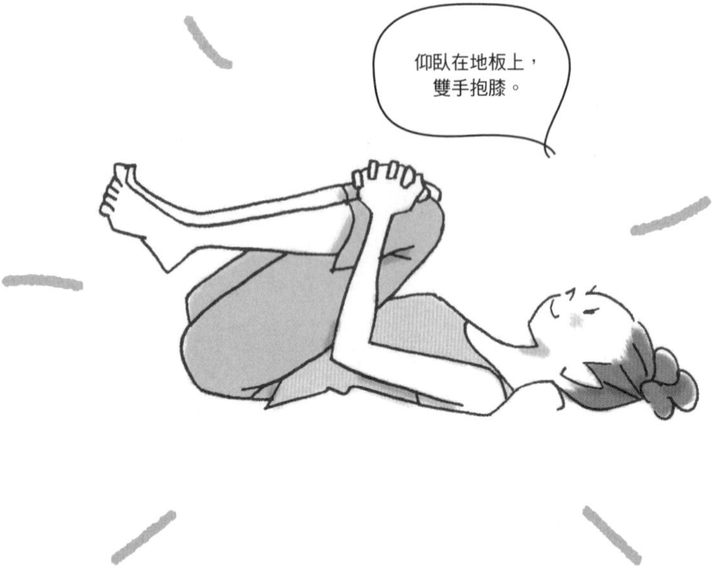


DATA

動作 ● 前彎

梵文 ● Pavana意思是「風」，Mukuta意思是「解放」。

効能 ● 矯正骨盆歪斜，緊實腹部，改善便祕，讓自己更放鬆與充滿安定感。

影響體質 ● 抑制風型體質過剩現象。

對應脈輪 ● 第二脈輪（生殖輪）

## 消除不安的情緒，得到如嬰兒在羊水中般的安心感

本式通常稱為「胎兒式」、「仰臥嬰兒式」，但梵文的體式名稱意思並非胎兒。Pavana原意為「風」，Mukuta為「解放」，亦即解散風的體式。這就是此體式屢屢被譯為「壓腿排氣式」之主要原因。

之所以稱其為「胎兒式」，是因為溫熱腹部的前彎姿勢，看起來的確很像胎兒在羊水中休息吧！

事實上，梵名具胎兒意思的是另一種體式，也就是稱為「子宮胎兒式（Garbha Pindasana）」的體式。Garbha意思是「子宮」，pinda意思是「胎兒」。其作法是以「蓮花坐」（簡易坐後，雙腳腳踝置於另一側腿上）坐定後，雙手穿過雙腳的大腿與小腿之間，雙腿離開地板後抬高，以尾椎骨支撐身體，雙手彎起手掌貼著臉頰。由於難度相當高，本單元中恕無詳細說明。

**POINT**

- 大幅伸展腰部至背部，讓整個後背完全舒展開來。
- 對齊左右膝蓋位置。
- 希望更加放鬆腰部時，雙膝微微打開即可。

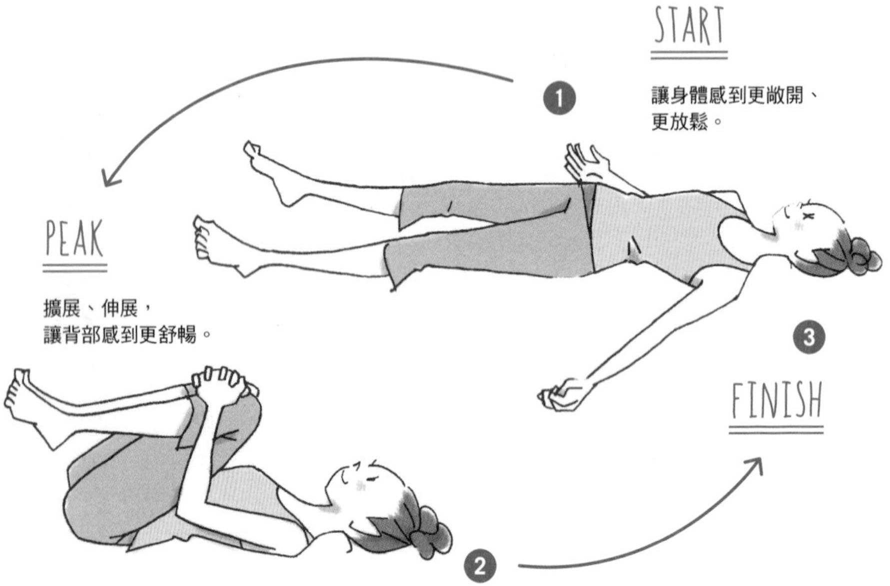
START
1
讓身體感到更敞開、
更放鬆。
PEAK
擴展、伸展，
讓背部感到更舒暢。
3
FINISH
2

## 1 採攤屍式仰臥姿

仰臥在地板上，雙腳打開至腰部輕鬆無負擔的距離。雙手掌心朝上，與身體稍微拉開距離。

## 2 雙手環抱雙膝

吸氣的同時雙手環抱雙膝，吐氣時讓膝蓋靠近身體。在此狀態下停留三個呼吸。

## 3 返回攤屍式

一邊自然呼吸，一邊放開膝蓋，慢慢返回攤屍式放掉力量。一邊深呼吸，同時觀察全身，體會進行體式後對身心方面產生的變化。

## 影響體質

風型

阿育吠陀醫學認為，風型體質過剩時，易積存於下腹部，是腹脹、腹部緊繃或引發便祕的重要因素。其次，引起生理不順的原因與不規則的風也息息相關。進行可溫熱腹部的前彎動作，可抑制風型體質過剩現象。風型體質過剩狀況嚴重、心情動盪不安等狀況下，進行至完成式時，吐氣的同時抱住雙膝靠向腹部，吸氣時任由腹部鼓起，同時雙膝離開腹部。請持續進行這一系列動作數分鐘。風型體質過剩時，腹部最容易出現虛冷、乾燥、不規則性，因此建議反其道而行，想像著讓腹部變得更溫暖、潤澤、更具規則性，來完成此瑜伽體式。

›› 抑制風型體質過剩現象，舒緩腹部緊繃，溫熱腹部。

## 對應脈輪

第2脈輪

進行至完成式時抱膝，刺激腹部的Vasti Marma能量穴位，以及第二脈輪（生殖輪），即可強化由此脈輪掌控的自立心，提高生存能力而不再仰賴旁人。此外，第二脈輪也掌控著水分調節機能，所以也能促進淋巴液的流通。做抱膝動作時，抬高頭部，貼在膝蓋上，可更進一步強化對第二脈輪的刺激效果。

›› 刺激第二脈輪，促進淋巴液流通。

# [ Supta Parsvottanasana ]

## －勾玉式－

以身體表現彎玉*形狀

Level
中級

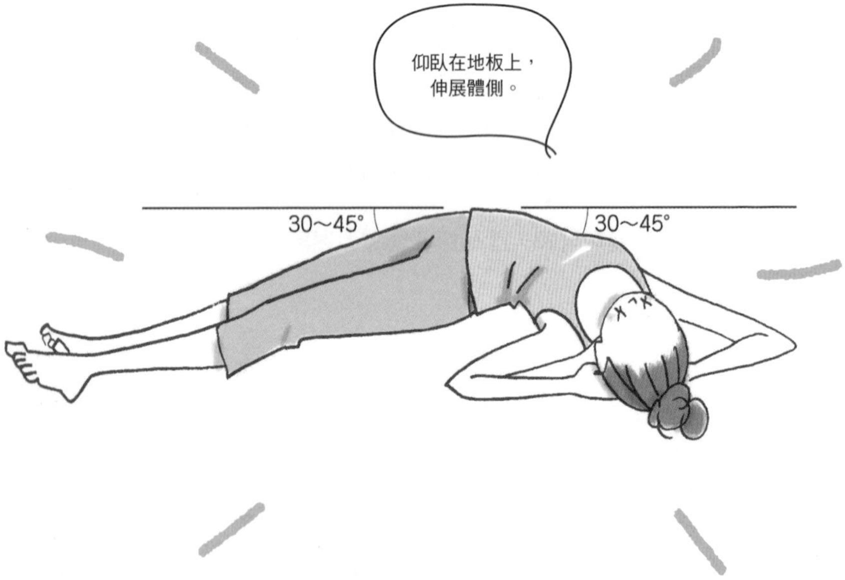


※彎玉：日文勾玉，裝飾用月牙狀玉，頭圓尾尖。頭鑽小孔，可繫繩。

DATA

**動作** ● 側彎

**梵文** ● Supta意思是「躺下」，Parsva意思是「側面」，uttana意思是「強烈伸展」。

**効能** ● 強化肝臟與腎臟功能，雕塑腰部線條。

**影響體質** ● 抑制火型體質過剩現象。

**對應脈輪** ● 第二脈輪（生殖輪）・第六脈輪（眉心輪）

## 仰臥在地板上，伸展體側

站姿體位法單元中曾經介紹過Parsva（側彎）「三角式」（P62），本單元將介紹的則是臥姿側彎體式。想像將身體彎成彎玉狀，輕鬆愉快地伸展體側。彎玉形的圖案，亦即變形蟲圖案，在印度印花布中十分常見。此外，勾玉（彎玉）係日本三大神器之一，其形也被視為神聖圖形。

這並非難度很高的體式，但若縮起腰與腋下等部位，可能無法隨心所欲地完成動作。出現這種情形時，請勿勉強。重點是必須溫和地對待身體，既不是鍛鍊，也不是在打仗，懷著守護的心情來練習體式動作吧！

想讓身體獲得更多伸展時，需避免另一側腰部呈凹下狀態，同時將希望伸展的那一側腰部往橫向推出。此外，與其專注於將手肘往斜上方抬得更高，不如好好地感受體側伸展過後的感覺。

POINT

- 不必勉強伸展，只要到達最舒服的位置後，維持該姿勢即可。
- 先體會伸展側的感覺，再體會相反側的放鬆感，請依此來完成體式動作。

## START

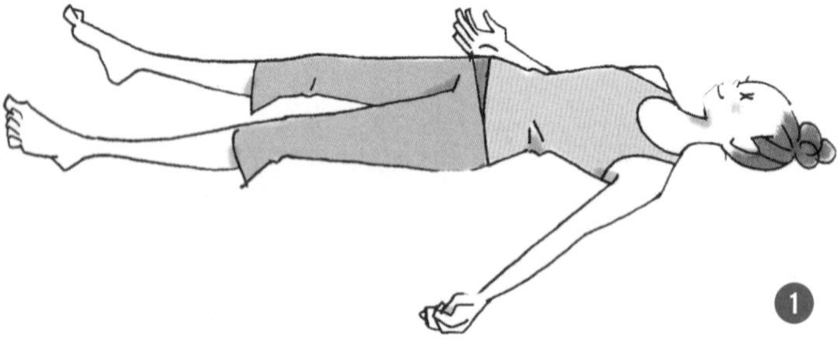

❶

### ❶ 採攤屍式仰臥姿

仰臥在地板上，雙腳打開至腰部輕鬆無負擔的距離。雙手掌心朝上，與身體稍微拉開距離。讓身體感到更敞開、更放鬆。

PEAK

維持姿勢，避免左手肘、
左側腰部離開地板。

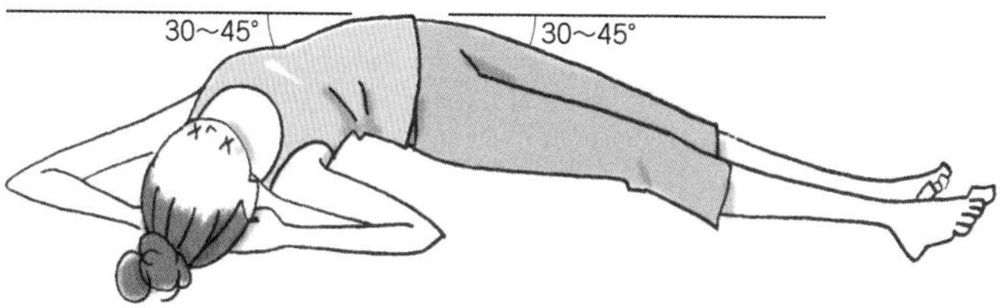


2

※從插圖中就能清楚看出，
頭的方向已經改變，但不
改變方向也OK。

## 2 雙手交握於頭下，伸展身體側面

先併攏雙腳，確認從鼻頭、喉部、胸部、肚臍到恥骨中央的中心線確實成一直線。雙手往頭頂上伸直，然後交握於頭下。

接著將右腳打開30度至45度。肚臍位置不變，維持該姿勢；同時，上半身貼在地板上，慢慢往右移動，伸展身體左側。伸展時需留意，感到勉強或疼痛時要立即停止。最後，左腳慢慢靠向右腳。身體呈彎玉形狀後，先大約停留三個呼吸，然後維持該姿勢至能夠輕鬆愉快地體會身體左側伸展的感覺為止。

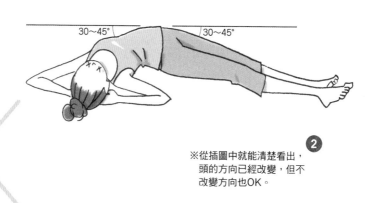

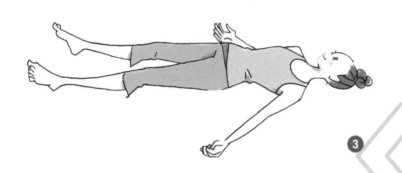

## ❸ 返回攤屍式

返回攤屍式時，先從左腳開始，接著上半身，最後是右腳，謹慎地完成動作。在攤屍式中，稍微體會一下完成體式後的餘韻。

**左右互換，重複❶至❸動作。**

最後再返回攤屍式，回想一下是否出現左右差異。身體做過任何動作後容易養成不自覺的習慣。因此，發現左右差異，並在進行瑜伽體式時讓自己有充分觀察該差異的時間非常重要。

## 影響體質

火型

練習必須側彎身體的側彎系體式，通常與控制水能量的關係非常密切，而此體式對於抑制旺盛燃燒的火型體質過剩現象效果特別好，能刺激以胃腸為中心的腹部與火型體質區域。耐心地完成每一個動作，即可抑制火型體質過剩，鎮靜焦慮或興奮心情。此外，亦可調節胃腸機能，改善飲食過量或沒胃口等食欲問題。

›› 抑制火型體質過剩現象，緩和焦慮或興奮心情。

## 對應脈輪

第2脈輪　第6脈輪

本體式對於下腹部的第二脈輪（生殖輪）、肚臍的第三脈輪（臍輪），乃至位於眉間的第六脈輪（眉心輪）都會造成影響。人體的左側是女性＝陰極能量的流通部位，右側是男性＝陽極能量的流通部位，陰極與陽極能量於第六脈輪融合。因此，第六脈輪以兩枚花瓣的蓮花為象徵。
以安定的臥姿左右輪流伸展體側的勾玉式，即具備調節左右平衡，乃至調節陰陽平衡的作用。

›› 影響第二、第六脈輪，調節左右平衡。

# [ Jathara Parivartanasana ]

## －仰臥腹部扭轉式－

大搖大擺甩動尾巴的鱷魚

Level 初級

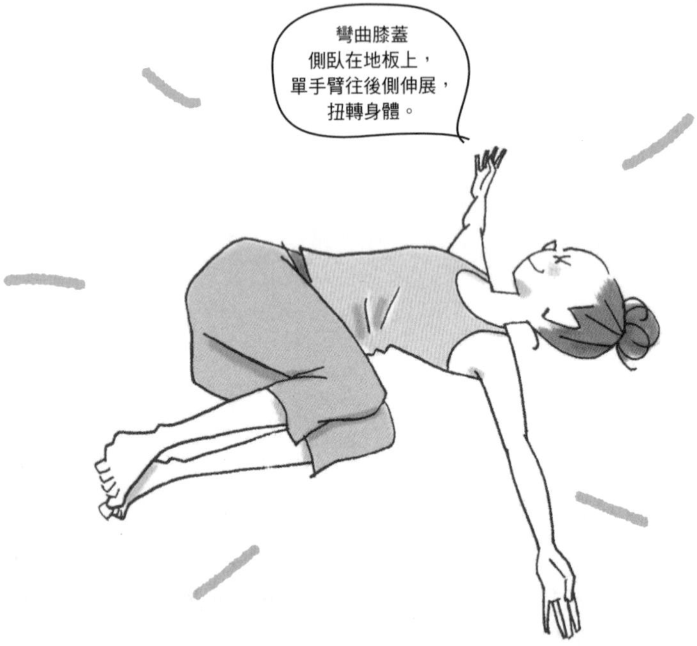
彎曲膝蓋
側臥在地板上，
單手臂往後側伸展，
扭轉身體。

DATA

動作 ● 扭轉

梵文 ● Jathara意思是「腹」或「胃」，Parivartana意思是「轉動」。

効能 ● 消除腰部脂肪，修正骨盆歪斜，舒緩坐骨神經痛症狀。

影響體質 ● 調節火型體質過剩現象。

對應脈輪 ● 第三脈輪（臍輪）

## ❀ 扭轉腹部，刺激腰部、內臟與骨盆

Jathara意思是「腹」，Parivartana意思是「回轉」，原意為扭轉腹部的體式。這不是P184介紹的「鱷魚式」，或許是因為活動雙腳的姿勢，很像鱷魚左右擺動著尾巴走路的姿態，所以也有被稱為「鱷魚式」一說。帶著這種想法，輕鬆愉快地左右擺動雙腳，完成體式動作吧！

相較於坐姿扭轉體式，仰躺在地板上的仰臥扭轉體式可以更輕易地消除腰部多餘脂肪，使僵硬的肩膀與腰部變得更柔軟。經常阻礙你，讓你無法自由揮灑的壞東西，是藏在你的肩膀呢？還是腰部呢？重點是不能勉強，發現肩膀或腰部太僵硬時，就應該勇敢面對。看清楚當前狀況，勇敢地面對現實，但也不必太悲觀。

此外，進行此體式時，對於身體的影響會因雙手的伸展位置而大不同。請找出目前你最需要的位置，把手放在那裏，愉悅地體會紓解身體各處的緊張後，完全舒展開來的美好感覺。

**POINT**

- 有意識地大幅度擴胸。
- 扭轉時避免聳起另一側的肩膀。

START

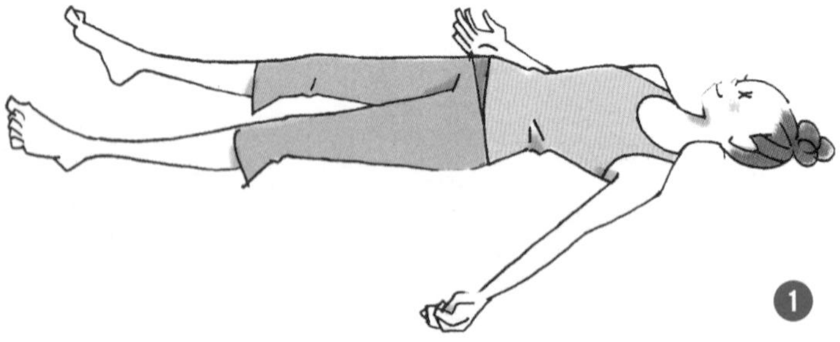

❶

## ❶ 採攤屍式仰臥姿

仰臥在地板上，雙腳打開至腰部輕鬆無負擔的距離。雙手掌心朝上，與身體稍微拉開距離。讓身體感到更敞開、更放鬆。

PEAK

想像著伸展的手臂與肩膀
貼在地板上，扭轉身體。

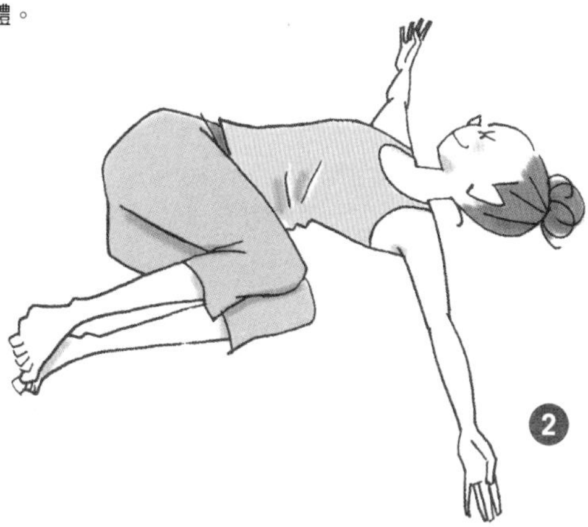

## ❷ 屈起雙腳，扭轉上半身

雙手展開至肩膀高度，一邊呼吸，一邊併攏雙腳屈向胸部。吐氣時雙腳慢慢往下轉向左側，停留三個呼吸左右，再配合呼吸回到中央。意識集中在將肩膀貼近地板上。當肩膀無法貼在地板上時，必須清楚認知到「啊，肩膀離開地板了」。在完全不覺得勉強的範圍內，也要有意識地保持肚臍朝向天空。

**左右邊輪流動作。**

能夠完全不勉強地完成動作後，接著挑戰「伸直一隻腳的仰臥腹部扭轉式」吧！作法和屈膝併攏雙腳再扭轉身體一樣，但這次只屈起扭轉側的腳，另一隻腳則筆直地伸展並貼放在地板上。

FINISH

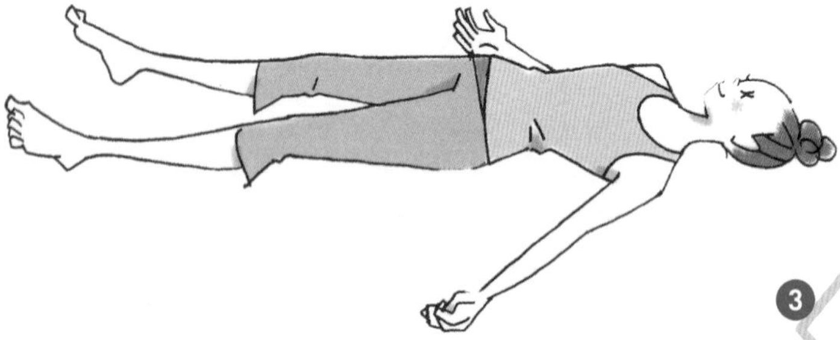

3

## ③ 返回攤屍式

雙手回到身體兩側，配合呼吸，將雙腳朝天花板方向伸展。然後一邊呼吸，一邊慢慢地放下雙腳，返回攤屍式。

注意 ● 放下雙腳時，易出現下顎抬起或腰部彎曲等情形而造成身體負擔。出現這些情形時，請將雙手分別擺在腰部下方，同時微縮下顎。

## 影響體質

火型

雙手抬至肩膀高度後伸展，透過扭轉，刺激腰部、腹部的火型體質區域，有助於改善消化狀況、消除焦慮心情等，有效控制火型體質過剩引起的失調現象。稍微降低伸展開來的手臂位置，讓扭轉刺激轉移到下腹部的風型體質區域，可緩和動盪不安與失去平靜的風型體質失調現象。相反地，若手臂朝斜上方伸展開來，可打開水型體質區域，有助於緩和呼吸系統功能異常等水型體質失調現象。即便採用相同的瑜伽體式，還是可能因為意識部位不同而造成截然不同的刺激。

>> 以扭轉動作刺激火型體質區域，
有助於改善消化狀況或消除焦慮心情。

## 對應脈輪

第3脈輪

本體式與脈輪的關聯，就和對體質的影響一樣，可以有意識地改變（以不同的動作姿勢來控制對哪個脈輪發揮作用），非常有趣。基本上，本體式對腰部、腹部的第三脈輪（臍輪）有良好作用，可改善消化不良，消除焦慮感等症狀。如將雙手伸展方向微微朝向下方，則能夠改善第一脈輪（海底輪）與第二脈輪（生殖輪）的失衡現象，消除易導致脈輪機能下降的不安定、虛冷等負面因素。此外，如雙手往斜上方伸展，可消除導致第四脈輪（心輪）的風能量與第五脈輪（喉輪）的空能量停滯而造成的嚴重積存因素，強化呼吸系統，並促進溝通機能。

>> 將意識集中在目標脈輪，就對哪個脈輪發揮作用。

ASANA 26

# [ Viparita karni mudra ]

## －倒箭式－

反轉天地
得到長生不老的神奇體式

Level
中級

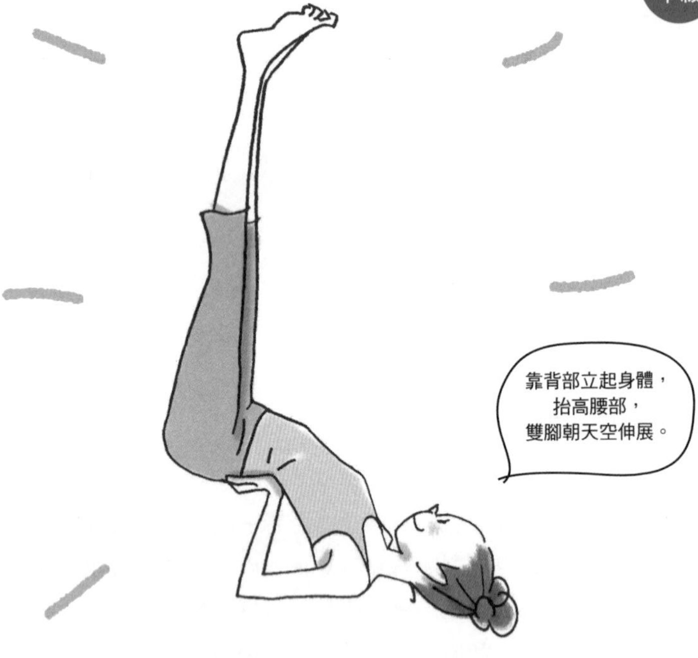


DATA

動作 ● 倒立

梵文 ● Viparita意思是「反轉」，Karni意思是「動作、姿勢」。

効能 ● 使頭腦更清楚，讓人變得更年輕，改善消化不良、內臟下垂、便祕等症狀。

影響體質 ● 抑制火型體質過剩現象。

對應脈輪 ● 第三脈輪（臍輪）・第五脈輪（喉輪）

## 使月亮甘露更穩定，喚回青春的祕密儀式

Viparita意思是「反轉」，Karni意思是「動作」。日常生活中若不是特別有意去做，雙腳絕對不會抬得比心臟還高。因此重點就在於「反轉」。

古印度哲學認為人體是一個小宇宙，頭部存在著月亮，腹部有一個太陽，來自月亮的甘露（P78）被太陽喝光，人因此逐漸老化。反之，練習此反轉月亮與太陽位置的體式，就能安定月亮的甘露，邁向長生不老之路。

想必你已經發現，此瑜伽體式的梵文名稱上，看不到體式名稱常見的Asana。Viparita Karni其實是一種Mudra，本來就不是瑜伽體式（Asana）。Mudra意指統合身心的祕密儀式（P206）。

「反轉」不同於三個基本動作（前彎、後彎、扭轉）中的任何一種，作用部位為支撐人體的背脊，這一點至為重要。尤其，本體式可說是反轉（Viparita）系瑜伽體式的出發點。



**POINT**

- 由此體式開始，連續完成同樣為反轉系的「肩立式」（P208），以及「犁鋤式」（P214），以提升反轉效果。
- 重點在一邊緊縮各部位，一邊完成體式動作。先充分地反向彎曲胸椎部位，拉抬背脊以緊縮喉部，然後降低腰部以拉提橫隔膜並緊縮腹部，並藉由橫隔膜的拉提，縮緊肛門與骨盆。

START

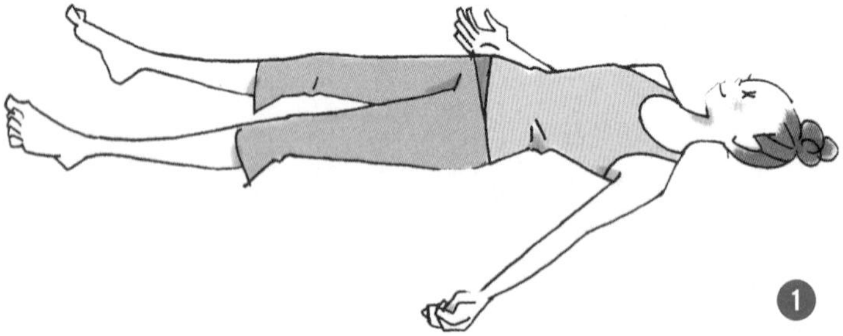


## 1 採攤屍式仰臥姿

仰臥在地板上，雙腳打開至腰部輕鬆無負擔的距離。雙手掌心朝上，與身體稍微拉開距離。讓身體感到更敞開、更輕鬆。

PEAK

充分地彎曲胸椎，
拉提背脊。

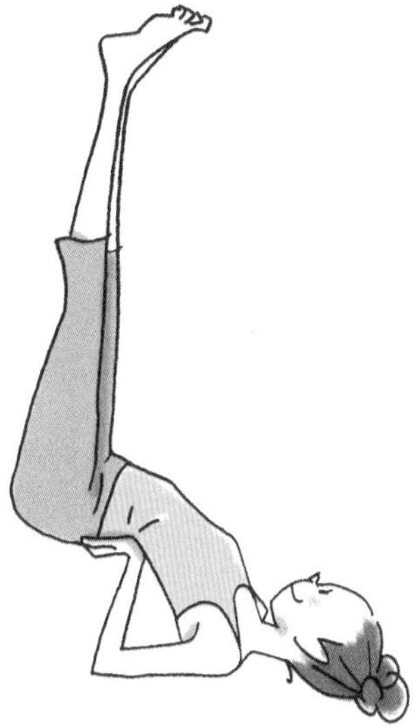

2

## ❷ 抬高雙腳、臀部

一邊配合吸氣，一邊慢慢將雙腳抬高至90度左右。腳尖朝頭頂方向，背脊一節一節地離開地板，盡量避免靠彈力或反作用力完成動作，慢慢地抬高臀部。抬高至肩胛骨部位抵在地板上，手輕鬆地支撐著腰部，雙腳朝向天空，身體像「く」字形，毫不勉強地維持此姿勢片刻。

注意 ● 頸部較弱的人絕對不能勉強完成動作。其次，動作過程中，需避免說話或咳嗽。稍微縮下顎，背部就不容易彎曲。

FINISH

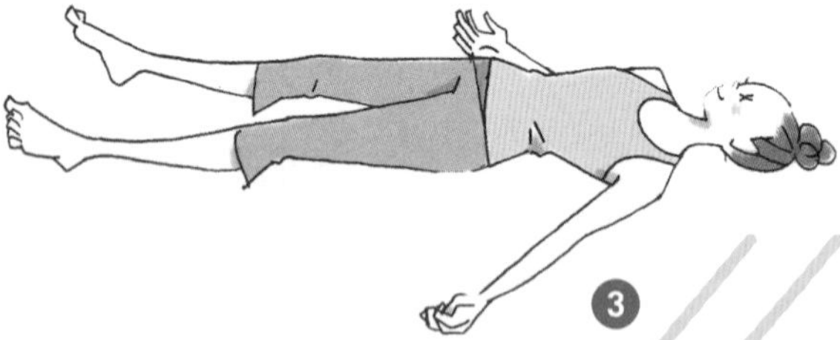

3

## ❸ 返回攤屍式

一邊體會完成體式後的感覺，一邊小心翼翼將背脊一節一節地放到地板上，然後依序放下腰部、足部。返回攤屍式後，體會旺盛地循環全身的生命之氣，與背脊伸展後的感覺吧！

不返回攤屍式，接續進行肩立式亦可。

### 小知識

**Mudra**

Mudra一詞意為「印」，指關閉向外開放的身體之門，檢視自己的內心層面，喚醒看透他人內在能力的修行方法。此能力係指平時沉睡於背脊最下方的靈量（Kundalini），亦可想成女性性象徵的夏克提（Shakti）。Mudra係以喚醒夏克提，迅速地爬上背脊，與頭頂的男性性象徵濕婆合而為一為重點目標。

進行「倒箭式」時，不是做完動作就結束，而是當進行至完成式時，由腹部吸取太陽的能量，靠意識使能量運行至腹部、胸部、喉部，促使能量於喉部轉變為月亮。請反覆將意識擺在喉部、眉心、頭部後側、頭頂部吧！持續進行三種鎖印（P166），試著維持該姿勢，也是相當高階的作法。

## 影響體質

火型

做完此瑜伽體式後，所有體質應該都能夠調節至絕佳的平衡狀態。尤其是支撐腰部、伸展腹部的動作，對於火型體質區域的刺激效果更好，有助於恢復消化力。
讓肚臍下方的太陽往上方擴展，即可增進Agni（消化之火），解除不消化的症狀。再則，以三種鎖印中位於腹部的臍鎖（P166）拉提內臟，可更進一步地增進消化之火，完全消除因火型體質過剩引起的消化系統失調與焦慮心情。

›› 透過鎖印更進一步地磨練自己的控制能力吧！

## 對應脈輪

第3脈輪　第5脈輪

進行此瑜伽體式時，主意識應專注在腹部、腰部一帶的第三脈輪（臍輪）。另外，呼吸係採一邊發出吸氣聲，一邊將空氣吸入胸部的Ujjayi呼吸法（見P211），而不是採腹式呼吸法。接著將意識轉移到第五脈輪（喉輪），慢慢地吐氣，重複以上動作。Ujjayi呼吸法又稱「勝利呼吸法」。請以自己的身體與心靈為後盾，懷著可完美自我掌控的心情來練習體式吧！
第五脈輪是與自然界空能量息息相關的部位，是以16枚花瓣的蓮花為象徵。因此，將意識漸漸地轉移到此脈輪上時，也請同時意識著身體的16個部位（雙手與雙腳的指尖、雙手手腕與雙腳腳踝、雙膝、雙腳大腿、肛門、額頭、肚臍、腦部）。

›› 將意識專注在第三脈輪，太陽神經叢（自律神經的集合體）甦醒後，每天都能開朗又快樂地生活。

ASANA 27

# [ Salamba Sarvangasana ]

## －肩立式－

翻轉人體小宇宙
阻止老化的命運

Level
中級

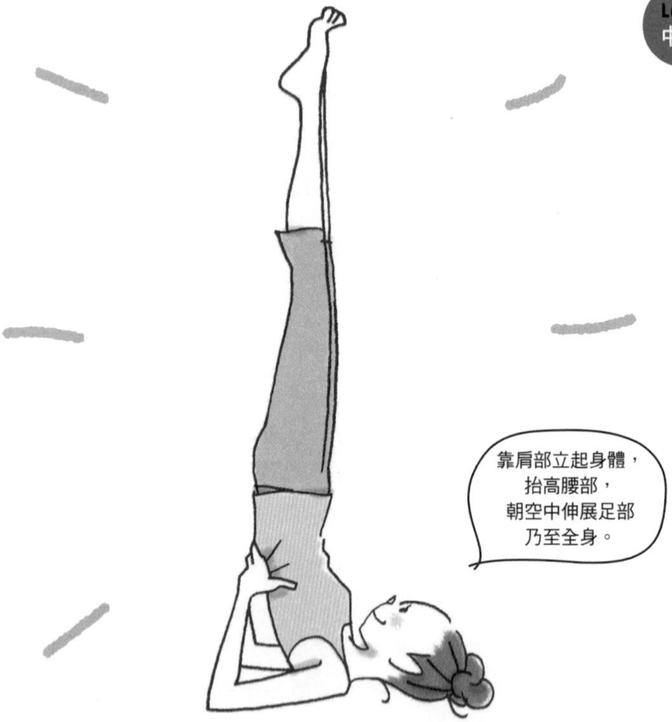
靠肩部立起身體，
抬高腰部，
朝空中伸展足部
乃至全身。

DATA

動作 ● 倒立

梵文 ● Salamba意思是「有支撐」，Sarva意思是「所有」，Anga意思是「四肢」。

效能 ● 回春效果，促進代謝。

影響體質 ● 改善風型體質過剩，調節水型體質平衡。

對應脈輪 ● 第五脈輪（喉輪）

## 效果遍及全身，非常重要的倒立體式

Sarva意思是「一切」，Anga意思是「四肢」。這是對整個身體都有重大影響的瑜伽體式。本單元介紹的是Salamba＝「有支撐的體式」，但雙手放下不加支撐的「肩立式（Sarvangasana）」是更具本質性的體式。此體式又稱「蠟燭式（Candle pose）」，是將地板視為燭臺，而身體則為一根蠟燭。

這是Viparita（反轉／倒立）系相當具代表性的體式，相較於「倒箭式」（P202），可以更徹底、更符合目的地反轉月亮與太陽，以達到青春不老的效能。鑑於其重要性，此體式甚至被奉為「體式女王」。但對於頸部或背部太弱的人而言，負擔可能太重，建議練習倒箭式即可。

肩立式亦可與下一個單元介紹的「犁鋤式」搭配進行。原因在於，以肩立式充分地伸展頸椎後，可更輕鬆地完成犁鋤式動作。或於完成犁鋤式後，接續進行肩立式的串聯編組也時常可見。

**POINT**

- 體式進行中應避免交談與咳嗽。必要時立即返回「攤屍式」（P178）。
- 做此動作若超過限度，頸部可能出現皮膚結繭或顏色變暗沉等現象。但若因此而在彈性較好的場所進行動作也很危險。

START

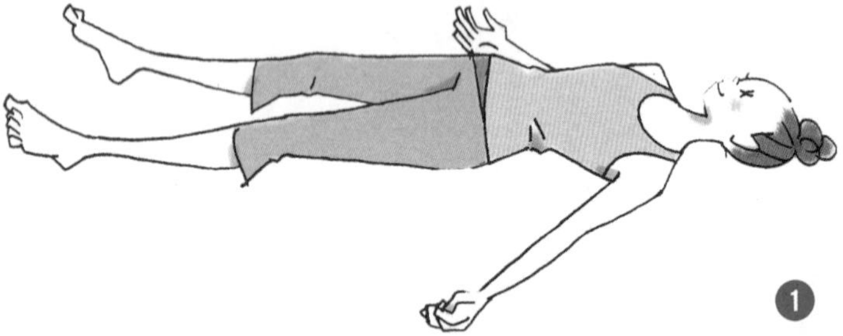

1

## 1 採攤屍式仰臥姿

仰臥在地板上，雙腳打開至腰部輕鬆無負擔的距離。雙手掌心朝上，與身體稍微拉開距離。讓身體感到更敞開、更輕鬆。

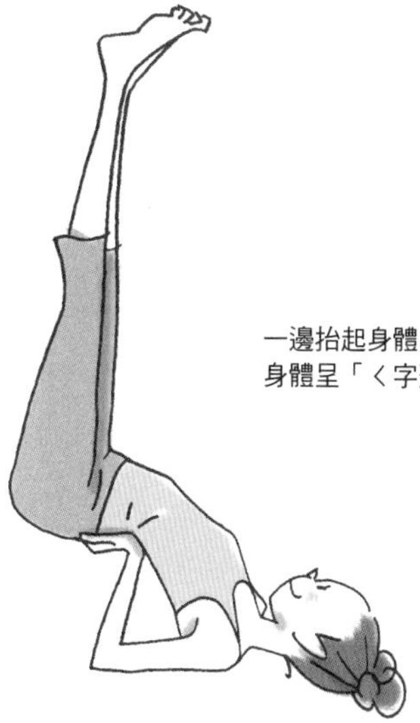

一邊抬起身體，一邊使身體呈「く字形」。

2

## 2 進行倒箭式

雙腳併攏後，腳尖朝頭頂上方抬高，慢慢讓背脊一節一節地離開地板。肩膀至背部正中央部位完全貼在地板上，雙手輕鬆地支撐著腰部，雙腳朝向天空。亦可試試Ujjayi（勝利）呼吸法。

### 小知識

**何謂「Ujjayi（勝利）呼吸法」？**

這是促使呼吸深入體內細胞，具備安定精神、溫熱身體效果的呼吸法。均勻地由鼻子吸氣後，由鼻子吐氣。吸氣與呼氣時，腹部皆往內縮。

首先，於閉口狀態下，將舌尖抵在牙齒與牙齦之間（舌鎖印）。由鼻子吸入空氣後，通常都會經由喉部後方的氣管送進肺部，但採用此呼吸法時，要想像著喉嚨變窄，氣管變細，靠腹部壓力吸入空氣。吸氣時，喉嚨深處會發出空氣經過的聲音。

PEAK

避免太用力地內縮下腹後，
利用腹肌支撐全身。

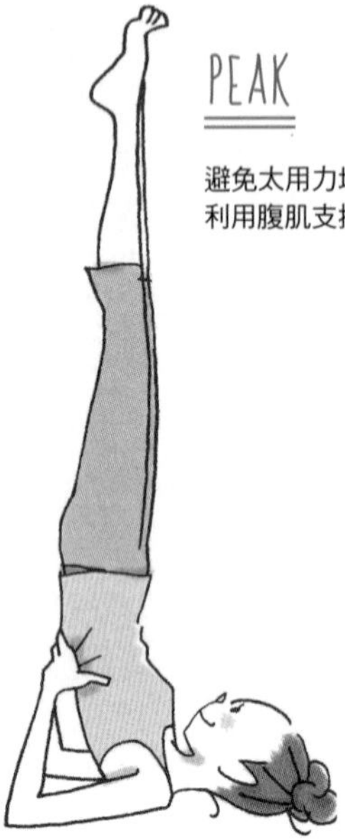

3

FINISH

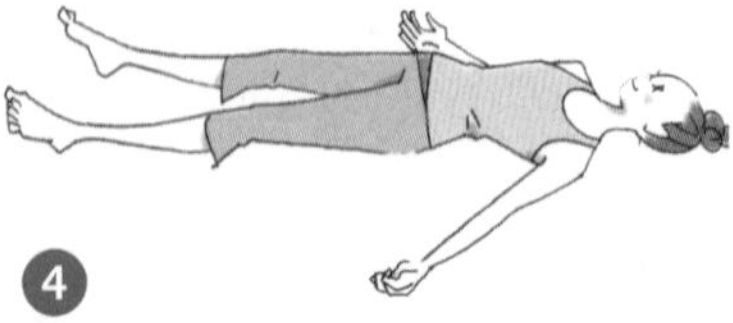

4

## ❸ 繼續伸展腳尖，完成肩立式動作

一邊將雙手撐住背部（背部比較靠近地板的位置），稍微彎曲膝蓋，再從背部開始到趾尖，朝天空一直線地伸展。維持此姿勢，停留三個呼吸。

## ❹ 返回攤屍式

彎曲膝蓋，避免快速動作，緩緩地將背脊一節一節放到地板上，返回攤屍式。靜心體會循環全身的生命之氣與背脊的感覺。

或不返回攤屍式，接續進行犁鋤式亦可。

## 影響體質

風型　水型

本體式可調節各型體質平衡，但以刺激胸部的水型體質區域，改善呼吸系統功能、活化停滯的代謝機能等效果更為卓著。

在印度的阿育吠陀傳統醫療中，預防老化、喚回青春是非常重要的課題。從紀元前開始，其受重視程度即媲美內科與外科，更設置了有助延緩老化的醫療科別Rasayana（強壯法科），主要療法為刺激喉部的穴道（喉輪），促使amṛta（甘露）源源不絕地湧出。與進行反轉系瑜伽體式的目的不謀而合。

阿育吠陀傳統醫學認為，人體老化原因在於風型體質過剩，而令人兩難之事在於因風型體質過剩而煩惱的人，頸椎等部位的骨骼通常都比較弱，操作肩立式的困難度也比較高。此狀況建議改以難度較低的倒箭式取代肩立式即可。

›› 促進代謝以提升回春效果。
覺得動作太困難，亦可以倒箭式（P202）取代。

## 對應脈輪

第5脈輪

這個體式的要點在於以位於喉部的第五脈輪（喉輪）為中心，倒立背脊的動作。透過反重力作用，阻止熵（Entropy，無序紊亂的程度）的增加，達到預防老化的效果。刺激第五脈輪，可影響甲狀腺、副甲狀腺，更容易達到瘦身效果，有助於強化身體的代謝機能。

›› 刺激第五脈輪，使身體代謝漸漸趨向良好狀態。

# [ Halasana ]

## －犁鋤式－

奮力開拓大地，帶來果實的鋤頭

Level
中級

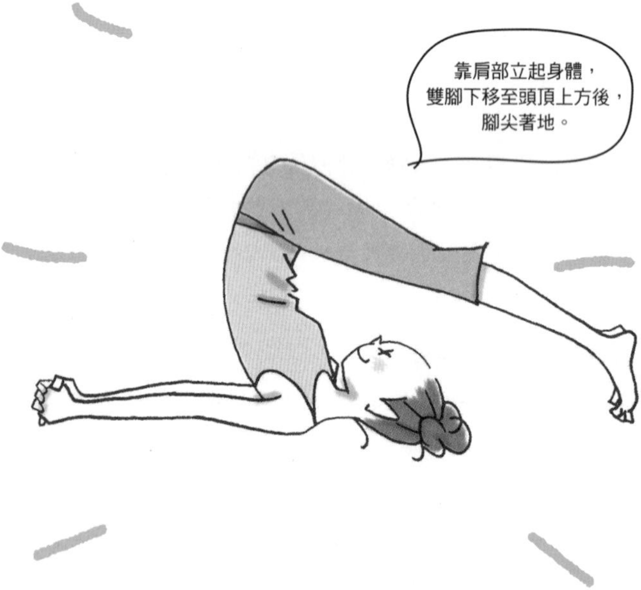
靠肩部立起身體，
雙腳下移至頭頂上方後，
腳尖著地。

DATA

動作 ● 倒立

梵文 ● Hala表示農具種類之一的「犁」。

効能 ● 改善甲狀腺功能，調節新陳代謝，緩和消化不良等症狀，促進腸蠕動。

影響體質 ● 抑制水型體質過剩現象。

對應脈輪 ● 第五脈輪（喉輪）

## 突破現狀，展望豐收的神聖農具

Hala意思是牛拉著耕田的「犁」。牛在印度被視為神聖的動物而受到特別的待遇，具有多產、繁榮、實現願望等力量。神聖牛隻牽引的農具，當然也充滿著神聖的意涵。靠牛的力量開拓大地、突破現狀，帶著這種心情，模仿夢想中的農具，以這樣的力量作為你的後盾吧！

此外，「犁鋤式」動作也很像印度數字的8。傳統瑜伽有所謂八支行法（Ashtanga），阿育吠陀醫學則有《八支心要集》（Astanga Hrdaya）等古籍，8這個數字象徵著最完整的事物。在聖典《王者啟明之歌》（Ashtavakra Gita）中，犁鋤式相關記載為「彎曲呈8字形」——這是誠如文字記載，身體彎曲成乞丐般奇妙姿勢的瑜伽士阿虛塔瓦卡拉（Ashtavakra）所說。反轉系體式是非常神聖，能夠翻轉老化命運的體式，本單元介紹的犁鋤式更隱含著深奧的睿智。

**POINT**

- **腳尖無法觸到地板的人，不必勉強，重點是讓雙腳停在自己不覺得勉強的位置。**
- **體式進行中絕對不能晃動頸部！晃動頸部可能造成傷害，非常危險。**
- **輕鬆愉快地伸展肩胛骨，並讓意識專注於這件事上。**

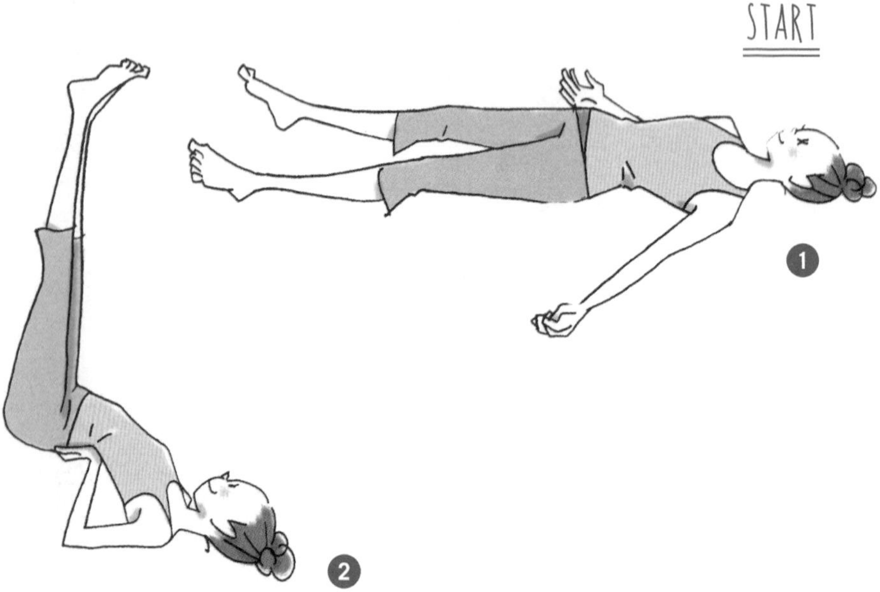


### ❶ 採攤屍式仰臥姿

仰臥在地板上，雙腳打開至腰部輕鬆無負擔的距離。雙手掌心朝上，與身體稍微拉開距離。讓身體感到更敞開、更放鬆。

### ❷ 進行倒箭式

雙腳併攏後，腳尖朝頭頂上方抬高，緩緩讓背脊一節一節地離開地板。肩膀至背部正中央部位完全貼在地板上，雙手輕鬆地支撐著腰部，雙腳朝向天空，身體彎曲近似「く」字形。

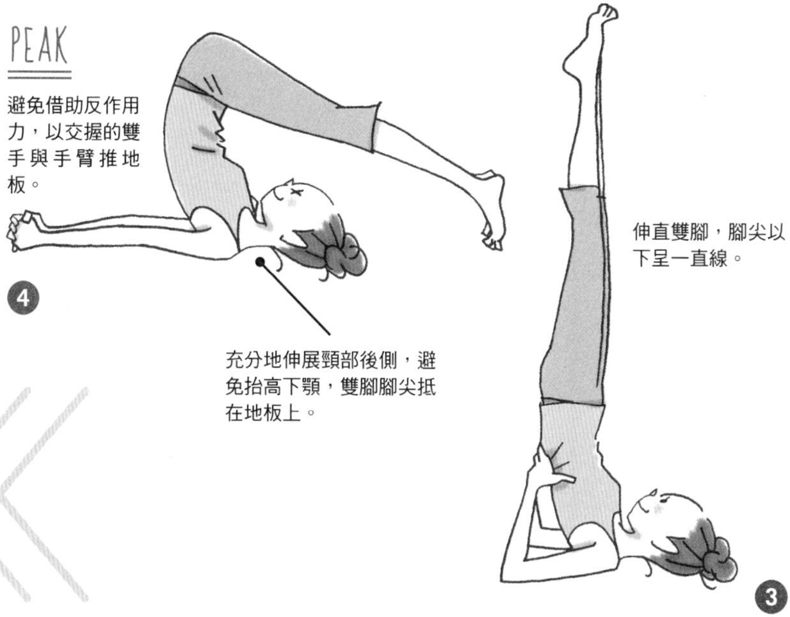

PEAK
避免借助反作用力，以交握的雙手與手臂推地板。
4
充分地伸展頸部後側，避免抬高下顎，雙腳腳尖抵在地板上。
伸直雙腳，腳尖以下呈一直線。
3


## ③ 進行肩立式

雙手扶背，一邊彎曲膝蓋，一邊由背部開始往上伸展至腳尖部位。

## ④ 雙腳往下移動至頭頂前方的地板上

一邊吐氣，盡量避免借助反作用力，雙腳像要往上半身摺下來一般，往下移動，讓腳尖抵在頭頂前方的地板上。保持伸展雙膝，雙手往下移動到地板上，筆直地伸展。接著，雙手於背後十指交握，維持此姿勢，停留三個呼吸。

注意● 此體式對高血壓、青光眼患者可能造成負擔，建議可在頭頂方向擺一張椅子，讓腳尖搭在椅子上完成體式。

FINISH

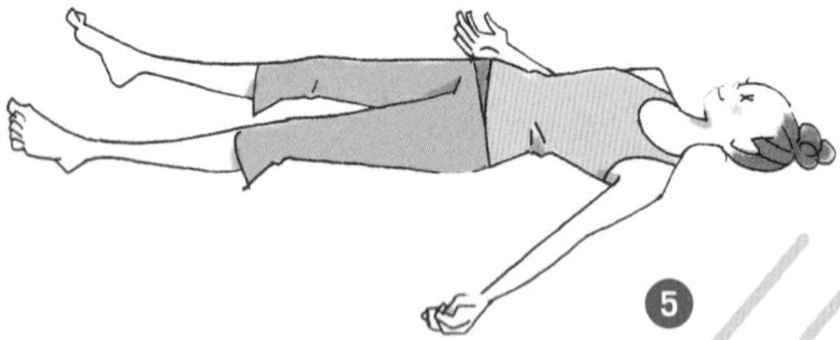

5

## 5 返回攤屍式

鬆開交握的十指，雙手回到身體兩側。一邊吐氣，一邊由頸椎開始，繼而胸椎、腰椎，一節一節地往下移動到地板上。此時請避免一口氣失去控制，身體砰地落在地板上。下降至腰部時，先體會一下當下的感覺，自然呼吸。然後一邊吐氣，一邊慢慢將雙腳往下放回地板上，返回攤屍式。

### 小知識

印度兩大敘事詩之一的《羅摩衍那》中，記載著關於犁鋤式的故事：遮那竭國王（Janaka）以黃金鋤頭耕鋤乾旱大地，祈求大地五穀豐登。可見鋤頭是耕鋤大地以獲得豐碩果實的重要農具。本體式是以身體做出鋤頭般的動作，將自己的身體視為大地，祈求耕作後能夠有豐碩的成果。

## 影響體質

水型

這是可調節各型體質，使身體變得更年輕的反轉倒立體位法，對於改善虛冷停滯的水型體質過剩現象效果卓著。感覺水型體質過剩，身體充滿倦怠感而失去幹勁或不想動時，罹患氣喘或花粉症等呼吸系統疾病時，進行至犁鋤式完成式之際，可試著加入以下腳尖部位的動作：繼續維持腳尖位置，一邊吐氣將腳跟抵到頭頂前方的地板上，然後一邊吸氣，猶如要從背脊開始一節一節地讓背脊貼近地板似地，使腳尖指甲抵放在地板上。（一般犁鋤式的完成式，只進行到腳尖抵地，維持姿勢配合呼吸。現在則是腳尖與腳跟交互抵到地板。）以不會感到勉強的次數，重複此體式動作。

>> 抑制水型體質過剩現象，使沉重的身體變輕盈。

## 對應脈輪

第5脈輪

進行此瑜伽體式時，在緊縮喉部的同時，也將意識擺在喉部。喉部為第五脈輪（喉輪）的存在位置，掌控空能量，具提升溝通能力，刺激甲狀腺、副甲狀腺以奠定良好代謝狀態等作用。刺激喉部的脈輪，還可促進額頭深處流出的月亮甘露穩定流向喉部，以達到喚回青春的效果。

為了更進一步地減輕水型體質，阿育吠陀醫學「五業療程（Panchakarma）」會將藥劑煎煮後服用並吐出，達到催吐法（Vamana）的淨化效果。喉部、胃部、副鼻腔積存過剩水型體質時，不妨練習此瑜伽體式以促進流通。

>> 刺激第五脈輪，增進溝通能力，刺激甲狀腺、副甲狀腺，使代謝處於最佳狀態。

ASANA 29

# [ Matsyasana ]

## －魚式－

印度最崇敬的神明之一
毗濕奴化身的魚

Level
初級

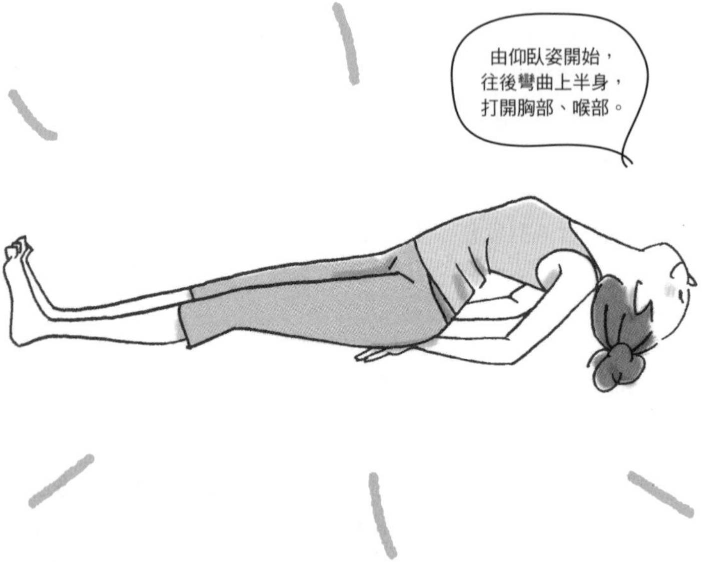


DATA

動作 ● 後彎

梵文 ● Matsya意思是「魚」。

效能 ● 改善呼吸器官問題，改善血液循環，鍛鍊背脊，矯正彎腰駝背姿勢，有效地按摩肩、頸、背部。

影響體質 ● 抑制水型體質過剩現象。

對應脈輪 ● 第四脈輪（心輪）

## 張大眼睛，靜靜地注視著事態發展的觀察者

Matsya意思是「魚」。此魚神聖無比，據說為毗濕奴的化身。世間洪水氾濫時，毗濕奴化身為魚，讓Manu（人類始祖）、家人、七位偉大聖哲與吠陀的經典搭乘於船上，將船綁在魚的觸鬚部位以脫離危難。其次，從姿勢上也能看出，魚沒有手，因此魚式是不需要靠手部支撐的體式。

《葛蘭達本集》2・21章節中記載：「進行mukta padma體式時，必須採仰臥姿，以雙手手肘環抱頭部。」※這是曾經由蓮花坐姿開始展開的體式，與現代的動作稍微不同。那麼，現代的魚式代表著什麼呢？

魚不會眨眼，因此宛如一個張大眼睛，看著眼前事態發展的觀察者。只是靜靜地看著，恰如瑜伽所謂「純粹的觀察者」。此外，採取這種姿勢將頭抵在地板上時，平常看到的大地變成了天空，天空成了底下的大地；因此，它可說是一種能讓人完全改變觀點的瑜伽體式！練習此體式，讓我們能夠以不同的視角，觀看經常看到的景色。

**POINT**

- **縮起後頸部，拉伸頸部前側，魚式與犁鋤式（P214）正好給予相反的刺激。因此若身體能力許可，建議與犁鋤式或肩立式（P208）搭配進行，而非僅單獨練習一個體式。**
- **吸氣時擴胸，依序紓解臉部、足部、肩部的緊繃。**

※引用自《續編・瑜伽根本教典》（平河出版社）。

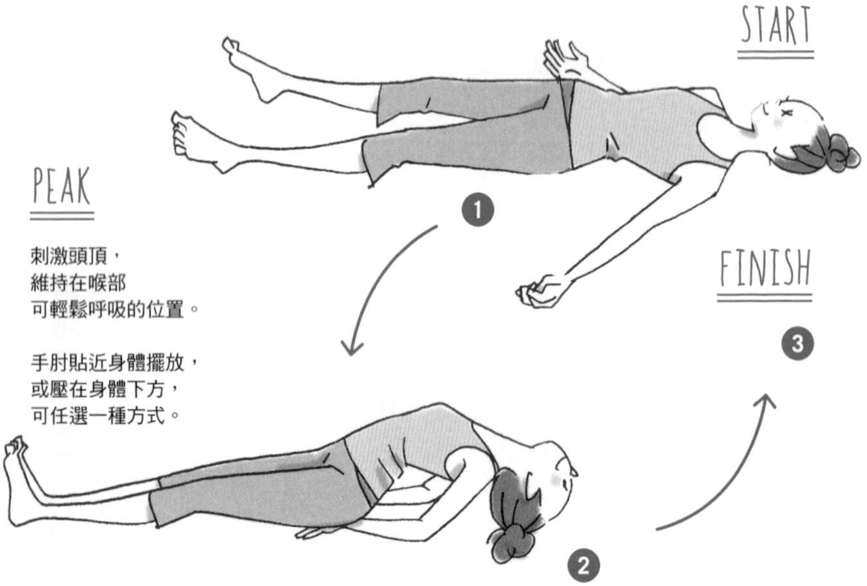
START
FINISH
PEAK
刺激頭頂，
維持在喉部
可輕鬆呼吸的位置。
手肘貼近身體擺放，
或壓在身體下方，
可任選一種方式。
1
2
3

## ❶ 採攤屍式仰臥姿

仰臥在地板上，雙腳打開至腰部輕鬆無負擔的距離。雙手掌心朝上後，放鬆身體。

## ❷ 背脊往後彎曲成弓狀，頭頂抵在地板上

雙腳併攏，以手肘撐高上半身，背脊彎成弓狀，將胸部往上推高，頭頂抵在地板上。以頭頂、臀部維持平衡，手肘靠在身旁。一邊意識著伸展狀態的喉部，一邊體會擴胸的感覺，停留三個呼吸。

## ❸ 返回攤屍式

一邊吐氣，一邊讓頭部慢慢地回到地板上，伸展頸部，雙手雙腳自然展開後放鬆。

## 影響體質

水型

本體式可徹底打開胸部水型體質區域，調節沉重、冰冷的水型體質過剩。搭配「犁鋤式」（P124）交互重複進行，即可改善水型體質過剩引起的失調、倦怠、缺乏幹勁，或呼吸系統功能異常等現象。

練習魚式時，將意識放在確實地擴展胸部，可更進一步地擴胸，增進肺活量，使胸部更豐滿，大幅提升水型體質應有的能力。對於背脊的強化，則可刺激交感神經，促進血液循環，使荷爾蒙分泌更旺盛，甲狀腺機能亦得到提升，因此有助於打造代謝狀況絕佳的身體。水型體質過剩時，易致使代謝機能變差，因此能夠刺激橫隔膜至喉部、副鼻腔部位等水型體質區域的魚式，是水型體質最堅強的後盾。對於被稱為水型體質疾病的糖尿病也很有效。

>> 促進甲狀腺機能，為身心注入活力，啟動幹勁的開關。

## 對應脈輪

第4脈輪

魚式能夠打開胸部，刺激位於胸部的第四脈輪（心輪）。人在難過時總會說「心（胸）痛」，由此可知胸部的脈輪與愛、平衡有關。見到有困難需要幫助的人會伸出援手，也能滿懷感激之情地接受幫助，這些都與心輪的能力息息相關。就像先前所說毗濕奴化身的魚，雖然無法伸出雙手，但還是會伸出觸鬚救援。那就是第四脈輪的功能。

此外，相較於練習犁鋤式可刺激頸部的Nila Marma能量穴位，進行魚式時要將意識放在後頸部的Mamya Marma能量穴位，如此即可從第四個頸椎開始，依序刺激第五脈輪（喉輪）。至於將頭頂抵在地板上，則能夠同時刺激到超越一切的第七脈輪（頂輪）位於身體表面的Adhipati Marma能量穴位。

>> 激發第四脈輪，想像著讓愛與和平的理念傳遍全世界。

# [ Bhujangasana ]

## －眼鏡蛇式－

反向彎曲身體
抬高頭部的眼鏡蛇

Level
初級

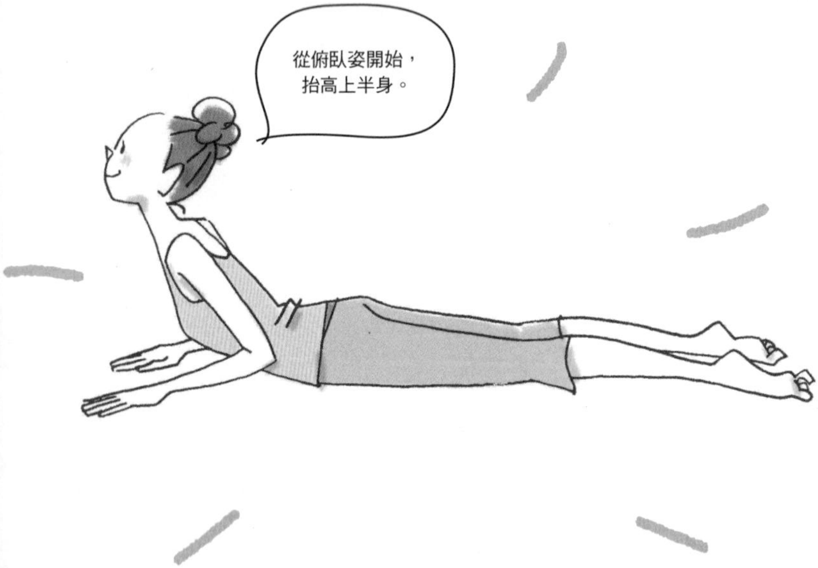


DATA

**動作** ● 後彎

**梵文** ● Bhuja意思是「彎曲」，gam意思是「去」。

**効能** ● 矯正背脊歪斜，強化、活化神經組織機能，使背部與腰部變柔軟，促進血液循環，改善倦怠感與憂鬱心情。

**影響體質** ● 抑制水型體質過剩現象。

**對應脈輪** ● 第二脈輪（生殖輪）

## 喚醒可消除所有疾病的蛇神力量

Bhuja意思是「彎曲、享受、統治」，gam意思是「去（往）」，也就是一邊曲身一邊前行的意思。此體式以酷似眼鏡蛇昂起鐮刀狀頸部時的姿態而命名。但真正的意義也可能是指以靈量（Kundalini，又譯作軍荼利）喚醒蛇神力量的的動作。

《葛蘭達本集》2·41至42章節中記載：「腳尖至肚臍之間的部位緊貼地板，雙手手掌撐在地板上，抬頭後如蛇一般的形態。」「此體式可增強身火，消除所有疾病。」「因為蛇神能量（靈量）甦醒而稱為蛇的體式。」※

靈量是指通常沉睡於背脊最下方會陰部位的能量，又被視為女性象徵。哈達瑜伽的真意是統合Apana（下行氣，肛門與生殖器運作後產生的氣），與Prana Vayu（命根氣，由口鼻進出的氣），促使靈量甦醒。因此，將沉睡著靈量的下腹部確實貼在地板上，以刺激該部位吧！此外，正如同眼鏡蛇沒有手，動作時需避免僅靠手的力量抬起身體，所以背脊的柔軟與靈活相當重要。

**POINT**

- **進行至完成式時，肚臍至恥骨之間部位要緊貼地板。**
- **眼睛張大，注視著天花板的某一點。**
- **若有腰痛症狀，請先將雙手置於臉旁，雙掌至手肘之間的部位貼地，再後彎背部，稍微縮緊臀部。此方式既可減輕腰部負擔，又能強化背脊。**

※引用自《續編・瑜伽根本教典》（平河出版社）。

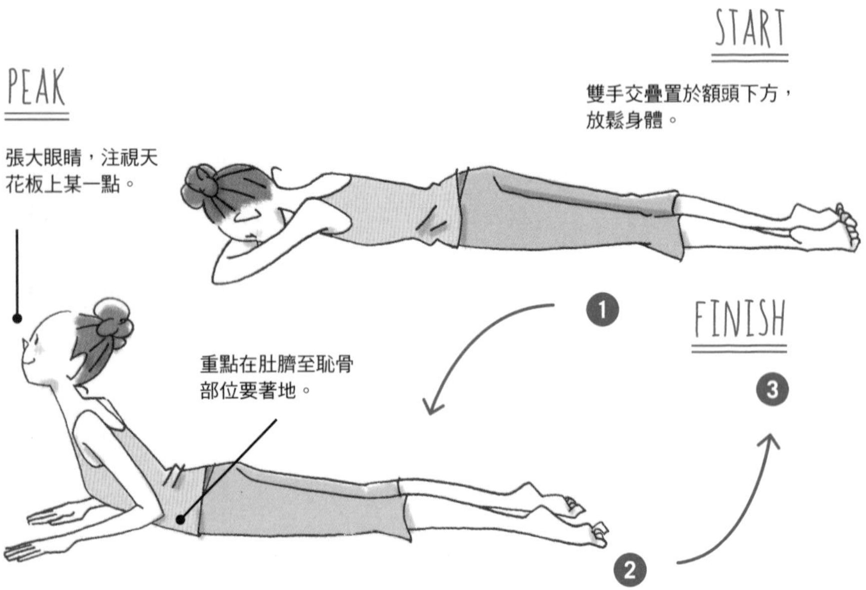
START
雙手交疊置於額頭下方，
放鬆身體。
PEAK
張大眼睛，注視天
花板上某一點。
FINISH
重點在肚臍至恥骨
部位要著地。
1
2
3

## ❶ 採俯臥鱷魚式

俯臥於地板上，雙腳打開至腰部輕鬆無負擔的距離。雙手交疊置於額頭下方，放鬆身體。

## ❷ 反向彎曲上半身

雙手置於胸旁，保持呼吸，額頭往前的同時緩緩地抬起頸部，在不勉強的狀態下，一節一節地彎曲背脊。充分彎曲後，維持此姿勢，停留三個呼吸。

## ❸ 返回俯臥鱷魚式

一邊吐氣，一邊緩緩地從下背部開始放鬆，胸部、下顎、額頭依序回到地板上。

## 影響體質

水型

徹底打開胸部水型體質區域，調節嚴重潮濕的水型體質過剩現象。若雙手支撐位置從胸部往下移動到腹部兩側，不需要靠雙手力量，就能深化身體反向彎曲的程度，建議在水型體質容易增加的早上或春季、心情沉悶時進行。反覆進行此體式動作數次，能提升調節水型體質的效果。請將意識放在腹部丹田周邊的Vasti Marma能量穴位，與背面骶骨一帶的Kundala Marma能量穴位，刺激平時不容易意識到的背部，以活化身體，減輕水型體質過剩狀況。

›› 刺激背部以抑制過剩的水型體質，
使沉悶的心情變開朗。

## 對應脈輪

第2脈輪

做眼鏡蛇式時，要將位於下腹部的第二脈輪（生殖輪）與Vasti Marma能量穴位確實貼在地板上，以刺激該部位。藉由刺激第二脈輪，具有按摩內臟的效果，對腎臟與腎上腺的影響尤其顯著。此外，還有淨化血液、調節腎上腺素分泌、紓解緊張等作用，並具備調節卵巢與子宮的效果，能改善生理不順、無月經等症狀。

›› 刺激第二脈輪以發揮按摩內臟的效果。
有效地調節卵巢、子宮等部位機能。

# [ Salabhasana ]

## －蝗蟲式－

強而有力地跳躍前進的蝗蟲

Level
初級

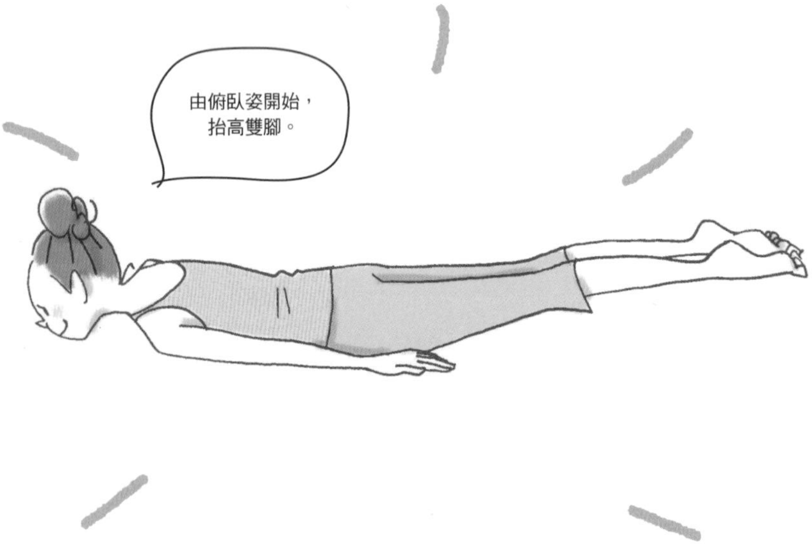


DATA

動作 ● 後彎

梵文 ● Salabha意思是「蝗蟲」。

効能 ● 緊實腰部與足部，鍛鍊肌肉，改善腦部與臉部的血液循環，讓人充滿勇氣與積極進取的精神。

影響體質 ● 抑制水型體質過剩現象。

對應脈輪 ● 第一脈輪（海底輪）・第二脈輪（生殖輪）

## ✿ 學習蝗蟲般強而有力地跳躍前進的勇氣與能力

Salabha意思是「蝗蟲」。顧名思義，蝗蟲式就是以完成式時抬高雙腳，模仿蝗蟲尾部而得名。這是少數對骨盆、腹部、胸部的內臟器官，與肌肉、神經皆有卓越效果的體式之一，尤其具有絕佳的心臟按摩功效。

《葛蘭達本集》2・38章節中記載：「臉朝下趴臥（腹部貼地）。雙手置於胸前一帶，手掌貼地。雙腳往空中抬高一磔手（手掌完全張開時的拇指與中指尖的距離）。先師們將此命名為蝗蟲式。」※必須留意的是抬腿的高度。動作時一不留神就會把腳抬得太高，請避免出現這種情形；重點在於將恥骨至Vasti Marma（下腹部）貼在地板上，讓意識專注在第二脈輪。

練就蝗蟲般的跳躍能力，喚醒身心的活力吧！當你躊躇不前，不敢勇敢地往前邁進時，一定能在背後大力推你一把。此外，還能與同樣由俯臥姿開始的「眼鏡蛇式」（P224）搭配進行。



**POINT**

- **避免緊咬牙關或頸部太用力，盡量放鬆上半身，靠雙腳力量抬高。**
- **與其用力地抬高腿部，不如像傾聽蝗蟲耳語般，輕鬆愉快地完成體式動作。**

※引用自《續編・瑜伽根本教典》（平河出版社）。

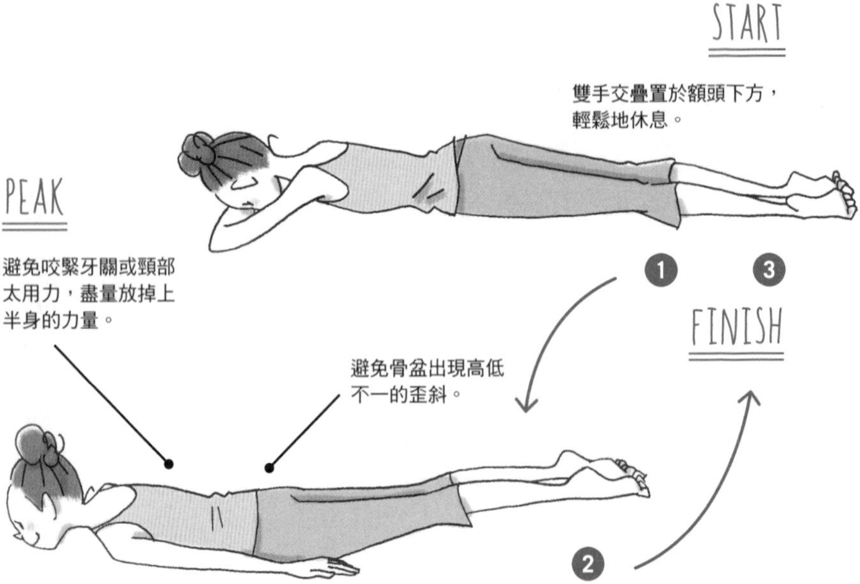
START
雙手交疊置於額頭下方，
輕鬆地休息。
PEAK
避免咬緊牙關或頸部
太用力，盡量放掉上
半身的力量。
避免骨盆出現高低
不一的歪斜。
1
3
FINISH
2

### 1 採俯臥鱷魚式

俯臥在地板上，雙腳打開至腰部輕鬆無負擔的距離。雙手交疊後置於額頭下方，放鬆身體。

### 2 抬高雙腳，反向彎曲上半身

下顎或額頭抵在地板上，手掌朝下，貼近身體伸展雙手後吐氣。接著一邊吸氣，雙腿抬高約二十公分，維持三個左右的呼吸或屏住呼吸（止息／Kumbhaka）。單腳輪流進行動作亦可。

### 3 返回俯臥鱷魚式

一邊吐氣，一邊慢慢讓腿部、膝蓋、雙腳腳尖回到地板上。

## 影響體質

水型

「眼鏡蛇式」（P224）可打開胸部的水型體質區域，而蝗蟲式的主要作用在於調節從下腹部到腳趾沉重冰冷的水型體質過剩現象。進行到完成式時，將額頭抵在地板上比較容易抬高雙腳，但為了擴展胸部，建議將下顎抵在地板上。蝗蟲式能夠刺激腰椎、骶骨、尾椎骨，促進腦髓液順暢流向脊椎與腦部，並將充足的血液輸送至腦部，有助於強化腦部機能。此外，還能緊實腰部與腿部，提升肌耐力。重複幾次動作後，試著拉長維持姿勢的時間，可再提升效果。與眼鏡蛇式交互進行效果更佳。

>> 調節水型體質過剩現象，
培養積極進取的精神，與勇於面對困難的躍升能力。

## 對應脈輪

第1脈輪　第2脈輪

有一種理論認為人體的前側為顯意識部位，方位為東；背部為潛意識部位，方位為西。進行此瑜伽體式時，意識主要擺在背部，因此對第一脈輪（海底輪）與第二脈輪（生殖輪）的潛在能量具有活化效果。
第一脈輪的潛在力量為「當下」，第二脈輪為「自立」。此外，第二脈輪同時也是突破變化、勇往直前的勇氣。因此可以說這是一個強勢體式，讓我們能以毫不退卻、後腳蹬地飛躍的Hop Step Jump（三級跳）力量為後盾。

>> 非刺激部位請確實放鬆，
讓我們以強大的跳躍能力為後盾吧！

ASANA 32

# [ Dhanurasana ]

## －弓式－

用力拉開緊繃的弓

Level
中級

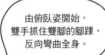

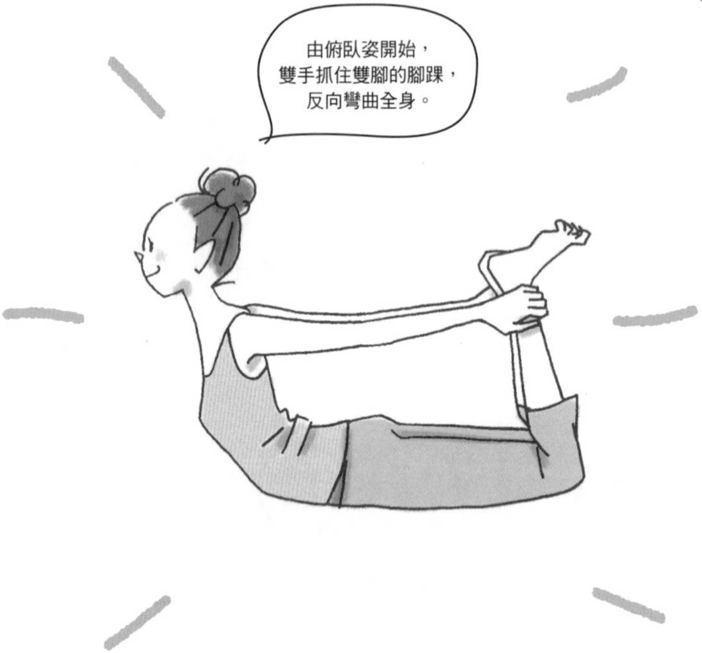


DATA

動作 ● 後彎

梵文 ● Dhanu意思是「弓」。

效能 ● 鍛鍊可使背脊更柔軟更有彈性的背肌、腹肌、手臂、雙腳肌肉，活化消化系統功能，刺激腎上腺、胰臟、甲狀腺，預防肥胖。

影響體質 ● 調節火型體質過剩現象。

對應脈輪 ● 第三脈輪（臍輪）

## 不會拉得太緊，也不會放得太鬆，鬆緊適度的弓

Dhanu意思是「弓」，此體式即擬態自一張確實拉緊的弓，因而稱為「弓式」。請以手腳完成漂亮的弓狀體式吧！

《哈達瑜伽經》1・25章節中記載：「雙手抓住雙腳拇趾，朝雙耳方向，做拉弓動作。這就是稱為弓的瑜伽體式。」此外，《葛蘭達本集》2・18章節中也有類似的記載，由此可知這是非常古老的瑜伽體式之一。

我們也可以從弦樂器的角度來思考。樂器的弦拉太緊就很容易斷掉，放太鬆又無法拉出的漂亮音色。進行此瑜伽體式時，手臂就相當於弦。留意手臂力量輕重，伸展時要避免拉太緊或放太鬆。請像「眼鏡蛇式」（P224）般抬起上半身，像「蝗蟲式」（P228）般抬高雙腿，想像著靠肚臍一點維持弓狀姿勢的平衡狀態。建議可接在眼鏡蛇式、蝗蟲式之後進行。

**POINT**

**・結束動作片刻後，帶著從背部吐氣、背部吸氣的意念，靜心觀照日常生活中看不到的背部，感受完成體式後的餘韻或反應。**



※引用自《瑜伽根本教典》（平河出版社）。

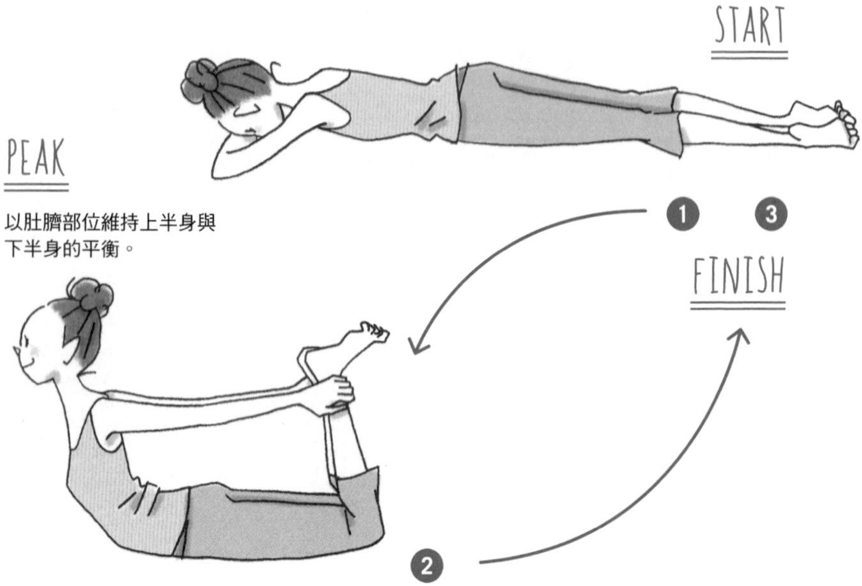
START
PEAK
以肚臍部位維持上半身與下半身的平衡。
1
3
FINISH
2

## ❶ 採俯臥鱷魚式

俯臥於地板上，雙腳打開至腰部輕鬆無負擔的距離。雙手交疊後置於額頭下方，放鬆身體。

## ❷ 雙手握住腳踝，反向彎曲身體

雙手沿著身體伸展，額頭抵在地板上。彎曲雙膝，雙手分別握住雙腳的腳踝，一邊吸氣挺起上半身，同時雙腳抬高至大腿離開地板，取得平衡後停留三個呼吸。

## ❸ 返回俯臥鱷魚式

緩緩地吐氣，上半身與雙腳往下放回地面，雙手放開腳踝後，以俯臥姿休息。

## 影響體質



完成式時以肚臍部位維持全身平衡，因此具備刺激腹部、胃部，增進消化能力等效果。具有促進阿育吠陀醫學所謂的Agni（消化之火）平衡，發揮排毒效果，以及緩和火型體質過剩引起的食欲不振、飲食過量等作用。此外，可促進肝臟、腎臟的血液循環，活化消化系統功能，以及刺激腎上腺、胰臟、甲狀腺，對於糖尿病、過度肥胖、風濕病等都有良好的作用。反手抓握著腳踝的扭轉要素動作，則能更加強化維持火型體質平衡的效果。

>> 抑制火型體質過剩現象，緩和食欲不振或飲食過量。

## 對應脈輪

第3脈輪

進行此瑜伽體式時，係以Navi Marma能量穴位所在位置的肚臍為起點，將意識擺在拉提上半身與下半身的動作上。受到刺激的是位於肚臍部位，為人帶來寬恕、寬容的第三脈輪（臍輪）。如同弓箭必須朝目標射出，請想像自己以銳利的眼光看著標靶。不過，人們很容易出現「瞄準標靶是對的，但沒有射中目標就是失敗」的想法，深切地追究、責怪無法順利達成目標的自己。事實上，這些自責代表第三脈輪失去了平衡。為了維護第三脈輪的平衡，懷著積極進取的精神，敦促自己超越成敗與否等比較範疇，徹底地成為一把弓吧！

>> 第三脈輪為太陽的力量。讓我們擁有開朗、光明、公平的生活。

# 拜日式與拜月式

+1 COLUMN

## 源自太陽信仰的拜日式

「拜日式」一詞的梵文為Surya Namaskara。Surya意思是「太陽神」，Namaskara意思是「禮拜、招呼」。將自己完完全全獻給將光、熱、能量平等賜與眾生的太陽，祈求太陽賜予力量，配合呼吸、非常有節奏地連續完成十二個體式，這就是拜日式。這種配合呼吸、連續完成的一系列瑜伽活動，又稱作Vinyasa（流瑜伽）、Sequence（串聯），能增進代謝、促進全身血液循環、燃燒脂肪，效果非常好。拜日式的英文是Sun Salutation。

建議一邊唱誦梵咒（P240），一邊進行動作。印度聖典《梨俱吠陀》（Rigveda）中所記載太陽神別名的梵咒，據說是從古代吠陀時代一直傳承至今。第一個體式唱誦「Aum Mitraya Namah」梵咒，感謝太陽平等、公正地將光、熱、能量賜與所有生物。第六個體式唱誦「Aum Pushne Namah」梵咒，身體的八個點（額頭、雙手、胸部、雙膝、雙腳腳尖）著地，全心全意地祈求，請太陽賜給自己戰勝疾病、心中煩惱與災害等的力量。十二個體式分別唱誦不同的梵咒。

從阿育吠陀醫學觀點來說，拜日式具有抑制水型體質過剩的效果。在早上六點至十點的水型體質時段進行拜日式，可讓全身沐浴在初升太陽的能量下，吸取該能量，輕鬆愉快地展開一整天的行程。其次，太陽下山時為風型體質時段，朝著西邊的天空，慢慢地、認真地進行拜日式動作，亦可達到平衡效果。此外，水型體質過剩時易引發鼻炎，因此易罹患花粉症時期的早晨也建議進行。

## 提升女性特質，讓女性更美麗的拜月式

「拜月式」的梵文名稱為Chandra Namaskara，Chandra意思是「月」。這是美容效果絕佳的流瑜伽。在滿月與新月時進行拜月式，更能獲得月亮甘露的滋潤。由十六個體式構成照亮夜空的皎潔月亮，以清涼的月光照耀大地，清淨、慰藉、滋潤萬物之心。

從阿育吠陀醫學觀點來說，太陽為火能量，具提升火型體質作用；月亮為水能量，與水型體質有關。寂靜的月為超越現實的精神象徵，被視為照亮所有黑暗的智慧。整套流瑜伽，從山式開始，以身體表現月圓月缺，繼而以眼鏡蛇式表現與月光息息相關的大海潮起潮落。

此瑜伽體式，亦可說是《羅摩衍那》聖典中記載，勇敢的猿猴在空中飛翔，前往解救公主，最後以飲盡月亮甘露姿態結束的月亮故事。

拜日式係以直線式的男性象徵動作完成。拜月式重視的是充滿女性特質的曲線性，與溫柔婉約、優雅大方的氣質；完成拜月式後，就能感覺到某種東西在心裡頭萌芽吧！

下個單元中將透過分解動作更詳細地解說拜日式。

# 拜日式分解動作

1
挺直背脊站立。雙手合十，置於胸前，平靜心緒後吐氣。

2
一邊吸氣，一邊雙手伸直描畫圓弧似地，朝向天空往斜上方伸展，並後彎伸展背部。

3
吐氣，保持伸直膝蓋、挺直背脊，上半身前屈，完成前彎動作。頭頂朝向地板，手掌貼地。若手掌無法貼地，彎曲膝蓋也OK。

4
吸氣的同時，右腳往後跨一大步，立起腳尖。雙手貼近大地，腰部下沉，視線望向斜上方。

5
一邊吐氣，左腳後退至與右腳平行位置。筆直地伸展雙手與背脊，腰部往上提（下犬式，P152）。

6
彎曲手臂與膝蓋，身體靠近地板，夾緊腋下，手掌、膝蓋、腳尖著地，身體處於只有腰部離開地板的狀態，停止呼吸。

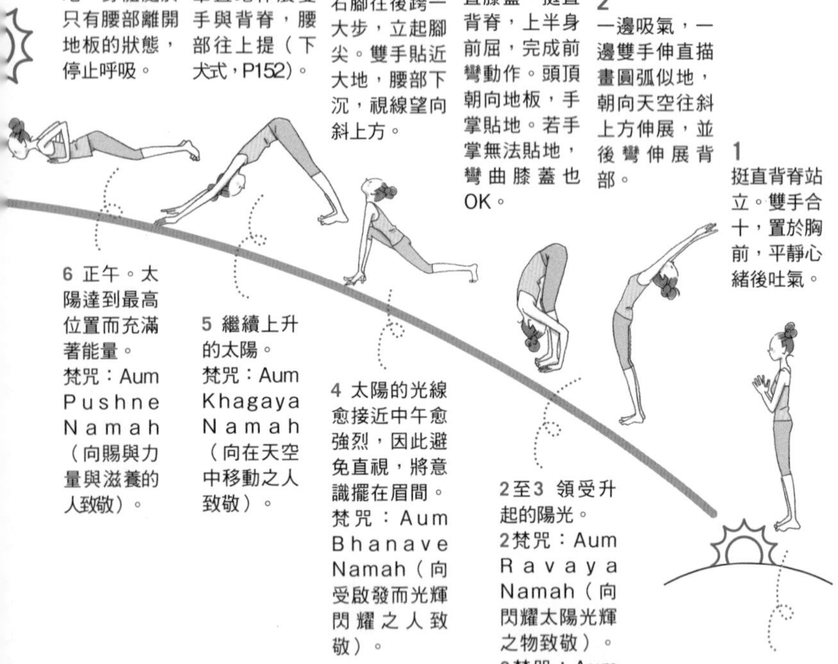

1 想像著初升的太陽。梵咒：Aum Mitraya Namah（向萬物之友太陽致敬）。

2至3 領受升起的陽光。
2梵咒：Aum Ravaya Namah（向閃耀太陽光輝之物致敬）。
3梵咒：Aum Suryaya Namah（向孕育出活動的美麗光輝致敬）。

4 太陽的光線愈接近中午愈強烈，因此避免直視，將意識擺在眉間。梵咒：Aum Bhanave Namah（向受啟發而光輝閃耀之人致敬）。

5 繼續上升的太陽。梵咒：Aum Khagaya Namah（向在天空中移動之人致敬）。

6 正午。太陽達到最高位置而充滿著能量。梵咒：Aum Pushne Namah（向賜與力量與滋養的人致敬）。

**7**
一邊吸氣，一邊放低腰部；上半身反向彎曲，視線望向斜上方（上犬式P148）。

**8**
吐氣，頭部向下，臀部往上推，進行5相同動作。視線望向雙腳間。

**9**
吸氣，右腳往前踩在雙手之間。立起左腳腳尖，視線望向斜上方。

**10**
左腳與右腳併攏。吐氣，頭部往下做前彎動作。後續與3動作相同。

**11**
一邊吸氣，一邊挺起上半身。伸展手臂，背部往後彎曲。

**12**
往後彎曲的背部回正，雙手於胸前合十，休息片刻。

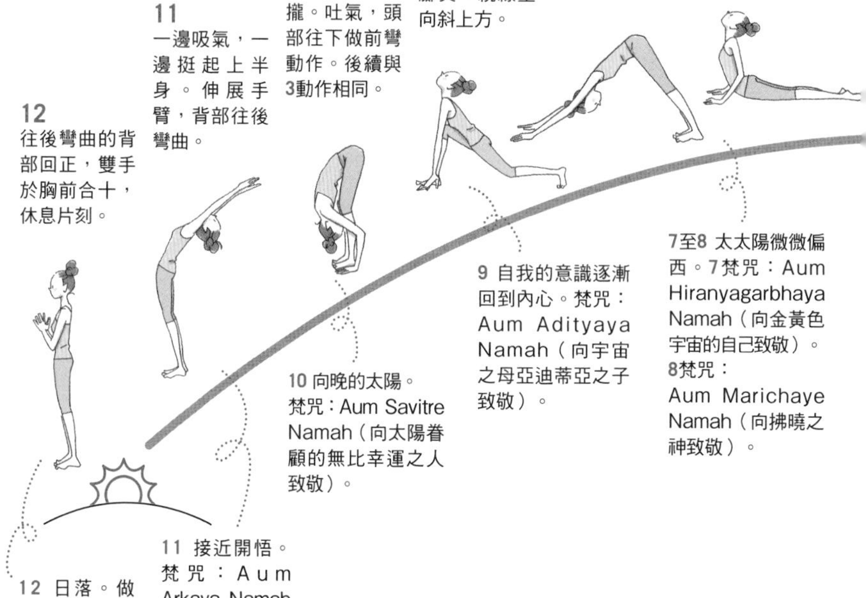

7至8 太太陽微微偏西。7梵咒：Aum Hiranyagarbhaya Namah（向金黃色宇宙的自己致敬）。8梵咒：Aum Marichaye Namah（向拂曉之神致敬）。

9 自我的意識逐漸回到內心。梵咒：Aum Adityaya Namah（向宇宙之母亞迪蒂亞之子致敬）。

10 向晚的太陽。梵咒：Aum Savitre Namah（向太陽眷顧的無比幸運之人致敬）。

11 接近開悟。梵咒：Aum Arkaya Namah（向充滿能量之人致敬）。

12 日落。做好準備以迎向美好的明天。梵咒：Aum Bhaskaraya Namah（向引導覺醒之人致敬）。

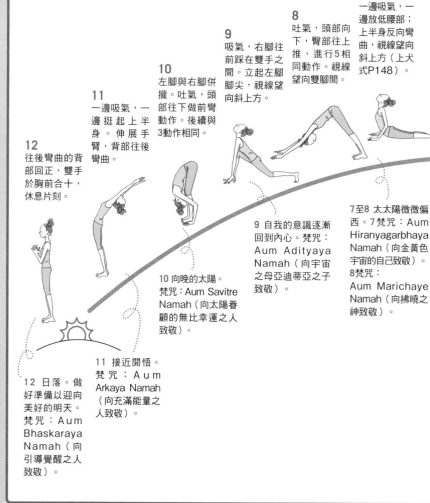

+1 COLUMN

# 冥想與梵咒

## 冥想是哈達瑜伽的三大要素之一

瑜伽的原本目的是讓自己遇見最真實的自己。因此，瑜伽有「體式」、「呼吸」、「冥想」三個要素。冥想能夠調節自律神經平衡，平復焦慮、不安心情。

或許你會認為冥想看起來似乎很困難……其實冥想並非遙不可及，其中最容易進行的是「意識呼吸冥想法」。進行此冥想法，最少只需十分鐘；挺直背脊，輕鬆愉快地坐著，不必控制，只靜靜地感覺自己的氣息。發現意識離開呼吸時，注意心思的去處，即可讓意識回到呼吸。此方法又稱「安般念（Anapanasati）」。據《大安般守意經》所說，必須意識、守護著出入息。

試著納入梵咒（Mantra）吧！梵咒一詞意思是「真言」、「心靈的工具」，指不含虛假的純粹言靈，如同基督教的「阿門」，或佛教的「南無阿彌陀佛」、「南無妙法蓮華經」。冥想時唱誦梵咒，就能達到更高的境界。日語的「ありがとうございます（感謝）」就是非常了不起的梵咒。

以下簡要介紹幾種梵咒用詞。

- Aum（或Om）……宇宙誕生之前即存在的聖音。意思是「創造、維持、破壞世界的循環」。
- Soham與Hamsa……Soham意思是「吾即彼（宇宙意識）」。Hamsa與Soham恰恰相反，意喻「彼即吾」的梵我一如。
- 亦可由「調和」、「和平」、「歡喜」、「安定」等語詞中選出一個當作梵咒，重複誦唱。

第 3 章

# 遇見
# 瑜伽大師

瑜伽歷史悠久，「瑜伽」本身也絕非三言兩語就能說得清楚。

但與其勉強地深入理解艱深難懂的瑜伽歷史，不如抱持著向過去的前輩們學習之心，對往後的修練更有助益。瑜伽歷史上確實出現過無數位造詣深厚的前輩，本章就來介紹這些前輩們的偉大事蹟吧！

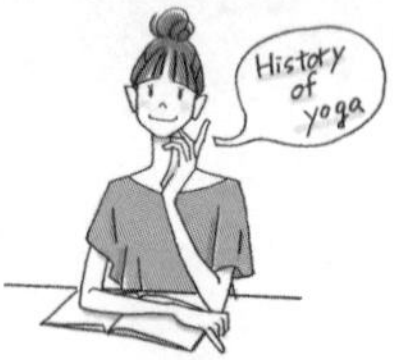

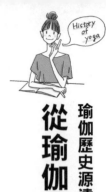

## 瑜伽歷史源遠流長

# 從瑜伽起源傳說，到現代瑜伽的形成

據說**瑜伽歷史已經長達五千餘年**。

雖然五千年前、三千年前、兩千年前，同樣稱為瑜伽，但與我們如今認知中的「瑜伽」已經略有不同了。但，這也是理所當然之事。因為假使完全相同，瑜伽沒有進化為目前的狀態，就無法符合現代生活。可以說，瑜伽是隨著族群對象的變化，展開了演進的歷程。

從紀元前八百餘年前開始，就有人提出「心靈中一些微不足道的意念與思想，一直影響著人們與生俱來的潛力」的看法，而傾注全力想要阻止那些意念。目的是希望能回歸寧靜的世界，避免因思想或言語而陷入混亂。

於是他們割捨了親情，遠離了俗世，不從事任何工作，只靠托缽得來的食物維繫生命，全心投入冥想，希望能悟出其中道理。

《奧義書》（Upanishad）是理解印度思想至為重要的文獻，其相關典籍中就有清楚的記載。歷史上最古老奧義書之一的《唱贊奧義書》（Chandogya Upanishad）描述了如何練習控制，《廣林奧義書》（Brihadaranyaka Upanishad）則納入了能夠具體進行的呼吸法。

另外，《卡達奧義書》（Katha Upanishad）3・3至6章節相關記載：「感官為馬，感官對象為馬匹奔馳的場所……具有天賦，心確保堅定者……其感官受控制，如順從駕馭者之馬。」《ヨーガ①》（Serica書房）闡釋其義為：一心不亂即是瑜伽。

紀元二世紀至四世紀，瑜伽聖典《瑜伽經》（Yoga Sutra）彙整成冊。這個時代的瑜伽稱為「勝王瑜伽」，修行非常嚴格，只稱冥想瑜伽還不足以表達箇中真諦。戒律也同樣嚴苛，言詞虛妄不實或行為粗暴無禮之人無法練成瑜伽，孩童時殺死過螞蟻、欺凌過貓狗之人也無法練就瑜伽。原因在於「非暴力」是當時所有進行瑜伽活動的人絕對不可或缺的素質。除此之外，清淨生活也是必要條件。

但隨著時代的推進，嚴苛的瑜伽漸漸發生了變化。

除了修行者之外，說過謊、打過架等，曾在別人心目中留下壞印象的人，都能輕鬆地從事瑜伽活動。此系統被稱為「納塔派」（Natha），是以無法完全遵循清淨生活戒律者為對象，因此也發明了許多排毒方法。

而後，時代繼續改變，印度教的實力大增，美術、工藝、數學、天文學等領域蓬勃發展，哲學家們不得不開始關心起社會的具體問題，社會變化也深深地影響著瑜伽。此時不僅要關注自己的心，也得開始關注起心外世界的構造。

在這樣的社會變化潮流中，於十二、十三世紀開始發展的就是**哈達瑜伽**。哈達瑜伽一方面重視瑜伽修行，同時也積極地與世界互動。相較於古典瑜伽以作止任滅（※註1）為目的，哈達瑜伽是以掌控心靈為目標，將重點擺在精神生理學、肉體修練上，因而創造了**由體位法（體式）入門的路徑**，奠定了現代瑜伽的基礎。

十三世紀古羅俱高那特（Goraksanatha）撰寫了**《哈達瑜伽》**、**Goraksasataka**（※註2），接下來，十六世紀斯瓦特瑪拉瑪（Svatmarama）撰寫了**《哈達瑜伽經》**，將哈達瑜伽予以系統化。繼而，葛蘭達撰寫了**《葛蘭達本集》**，成為哈達瑜伽的兩大聖典之一。

（※註1）作止任滅：「作」是心有運作；「止」是不讓心動；「任」是讓心放任；「滅」是

滅掉心念。

（※註2）Goraksasataka：將納塔派密教的教義壓縮成百誦詩後，完成的哈達瑜伽根本教典。

有趣的是，《哈達瑜伽》在談論到阿育吠陀醫學的體質論時說：「具水型黏液體質的人，進行瑜伽之際，必須先以淨化法清潔氣管。」這是因應古典瑜伽時代未有的多樣性，對各種體質、不同生活習慣的人而言實屬必要。

此外，開創佛教的釋迦摩尼佛也曾六年苦行學習瑜伽。佛教界中提倡「唯識學」的「唯識瑜伽行派」，也非常重視瑜伽修行；以身心一如為目標，重視寧靜之心（止）與觀察之心（觀）。波止後恢復平靜的水槽之水便如心止，而平靜無波的水，才具備映照滿月的作用，這也被用於比喻觀之心。從此歷史角度來看，聖德太子也堪稱日本瑜伽的實踐者。當時傳入日本的佛教為「唯識學」，法隆寺的夢殿可說是人人崇敬嚮往的「止觀之所」。

時代歷程似乎有點轉得太快了嗎？但直到明治時代，才有印度的瑜伽行者正式將瑜伽傳入日本，那就是接下來將介紹的日本瑜伽大師中村天風。

#### 向大師們學瑜伽精神

# 遇見瑜伽大師——日本——

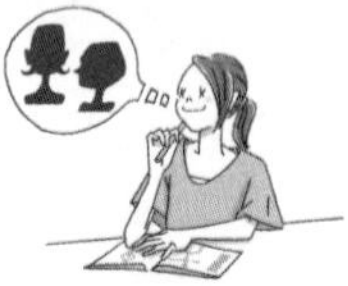

接下來將以「遇見瑜伽大師」為題，稍微介紹一下瑜伽前輩們的歷史。希望你能從相關介紹中，得到不少學習瑜伽的寶貴資訊。

第一位介紹的是在漫長的瑜伽歷史中，既是瑜伽實踐者，也是傳達者，成功地將瑜伽傳回日本的中村天風大師。

## 中村天風 Nakamura Tempu（1876年～1968年）

——日本的瑜伽大師。日本第一位瑜伽行者，弘揚「身心統一法」。

中村天風大師是生於明治年間的醫師，據傳曾從事軍事偵察。罹患結核病後，在瀕臨死亡之際，偶遇印度瑜伽聖者卡里阿帕（Kaliappa），因而前往喜馬拉雅瑜伽的故鄉，日復一日地過著只有少量飲食與必須極度操勞工作的生活。在他擔心肺病的心情漸漸消失後的某一天，他被叫到卡里阿帕跟前，終於正式邁入瑜伽之路。有一天他站在轟隆作響的瀑布旁聽出了小鳥叫聲，最後一道難題也終於順利通過；這時候，遭結核菌侵犯的身體早已痊癒，擁有了驚人的強健體魄與精神。

大師返回日本途中行經上海，成為孫文政權的政治顧問，投入革命行列。歸國後曾擔任東京實業貯藏銀行總裁與各大企業的重要職務，成為實業界相當活躍的人物。另一方面，他也指導明治年間以海軍元帥東鄉平八郎為首的政治界、金融界人士從事瑜伽活動，教導積極人生、博大精深的生活哲學。當時的總理大臣原敬也是學員之一。

大師生前留下了不少著作。以宇野千代為首，因仰慕大師而撰寫的書籍也不勝枚舉。由許多講稿彙整而成的《盛大な人生》（日本經營合理化協會出版局），與大江滿撰寫的大師生涯紀錄《ヨーガの里》（新人物往來社），都推薦值得一讀。

此外，據說大佛次郎名作《鞍馬天狗》，也曾以大師作為主人翁倉田典膳的範本。透過這些書籍，大家就能瞭解到「止息法」的重要與心靈的運用方法等。大師還創立了天風會，希望不分男女，凡是追求活在當下的瑜伽愛好者們，都能夠接觸到大師的教法。

以下是天風大師留下的經典語錄。

「感到悲傷、痛苦或遇到不如意的事情時，努力地『笑』出來吧！如何？這點小事情，你應該辦得到吧？」

「唉，命運真無趣，人生真無趣——說這種話的人，想法才真無趣。」

大師留下來的瑜伽是一種生活方針，直至現今，仍然鏗鏘有力地諄諄教誨著我們。除了女性瑜伽修行者外，也有許多的男性或經營者在學習天風大師的教誨。

## 白隱慧鶴 Hakuin Ekaku（1685年～1768年）

——德川幕府第五代將軍德川綱吉時代的臨濟宗禪僧。

時代回溯到江戶年代。為了探討現代人所熟悉的「攤屍式」傳入日本的起源，接下來將介紹江戶時代禪僧——白隱禪師的事蹟。

白隱禪師的「仰臥禪」，是仰臥後憑藉地球重力，託付身體，將一切託付宇宙的冥想法。這正是「覺醒睡眠」（Yoga Nidra）。

禪師教導的冥想法這麼說：

首先，想像散發著軟酥（牛奶熬煮後揉成雞蛋大小的奶油球）芬芳的美妙藥丸，擺在頭頂上，藥丸溶解後，滲入頭中。不久，又滲入頸部、肩部、內臟，最後流到腳底。一邊清洗著疼痛的地方，而且不會停滯於任何部位；最後，由足部脫離身體，恢復原來形狀……

這與哈達瑜伽最重視的「想像」不謀而合。想到江戶時代白隱禪師也進過堪稱「覺醒睡眠」的冥想法，對於日本瑜伽的深奧程度一定很吃驚吧！此冥想法與身體柔軟度沒有絲毫關係，可說是任何人都做得來的瑜伽活動。

此外，白隱禪師因為過度打坐而生病後，白幽仙人傳授給他的可說就是「攤屍式」的精髓。

「活人徹底地成為死人，隨心而往。」

這段話對於白隱禪師往後的人生，產生了非常重大的影響。身體像死人般

※引用：『至道無難禅師集』（春秋社）

一動也不動，但成為那副身體的觀察者，欣賞身體的變化……以這種方式來做攤屍式就對了！簡直可說是瑜伽的最高境界！

## 岡田虎二郎 Okada Torajiro（1872年～1920年）

### ——風靡一時的「靜坐健康法」。

接著介紹與前述中村天風大師生於同一時代的岡田虎二郎大師。他以現代瑜伽愈來愈少人採用的「金剛坐」，亦即充滿日本特色的正座（跪坐），創造出風靡一時的「靜坐法」。

大師提倡的是端正姿勢後坐著，就能達到調節身心平衡作用的靜坐法。目前，金剛坐已成為瑜伽體式之一。正座又稱「金剛坐」，意思是鑽石（P88）。做完這個體式後，留意一下平時不太注意的動作，就會發現過去未曾見過的世界，發現世界變得不一樣。「正座看起來簡單，其實很了不起。」

大師留下了無數的至理名言。《岡田式靜坐健康法》（光雲社）中有這麼兩句：

「一呼一吸之間就能成就一個人。懷著雕刻自己的想法坐著吧！」

「確實地穩定身體的重心，每個人都要像太陽一般。」

令人遺憾的是，大師僅得享四十九歲即驟逝。當時奉行大師教導者非常的多，包括木下尚江、田中正造、總理大臣加藤高明、針灸界泰斗平田內臟吉等。大師去逝後，岡田式靜坐法走向式微。但大師的名言被視為瑜伽傳奇，對於學習瑜伽有莫大的幫助。從瑜伽的角度來看，「金剛坐」只是一個平凡的瑜伽體式，但卻救癒無數之人。

## 佐保田鶴治 Sahota Tsuruji（1899年～1986年）

——致力普及瑜伽活動。引導女性上班族與主婦也加入學習行列。

談到正座，就讓人想起佐保田鶴治大師。佐保田鶴治大師以正座（跪坐）為瑜伽之基本，認為瑜伽體式應從正座開始、結束於正座，致力推廣這樣的體式步驟（流程），同時也為瑜伽普及日本付出了相當大的心力。

一九八〇年代的瑜伽活動型態與現在截然不同，如今多數是到瑜伽教室等場所學瑜伽，但當時是以前往文化中心學習為主流。大師一邊利用銀行的會議室等設施，創造練習瑜伽的機會；一邊與企業團體互動，成為一位搭起橋梁，讓企業人、男女上班族、家庭主婦等都能夠學習瑜伽的重要人士。大師透過禪同友會等活動，讓經營者、各行各業的專業人士，都能夠從事瑜伽活動。當時以男性會員占絕大多數，從事瑜伽活動者大多為經營階層。未來，若想再次找到一條吸引男性或企業人士從事瑜伽活動之路，或許還得借鑑大師遺留下來的寶貴資產吧！

再者，當時學習瑜伽的人都是緊身衣、緊身褲打扮，從這一點也能感覺出時代的變遷。回想當初，筆者也做過模特兒，以那種打扮出現在書籍上呢！此外，當時練瑜伽的人因為呼吸法而出現雞胸的情形也很常見。時下的瑜伽練習，無論穿著或體型都已與過去截然不同。

大師原為印度哲學專家，但無緣學習瑜伽。體弱多病的他，六十歲才從印度人那裡學到一些非常簡單、基礎，只需稍微動動手腳的瑜伽動作。孰知習練之後，原本孱弱的身體就像脫胎換骨似地，變得非常健康。

大師雖然晚年才接觸瑜伽，而每當習練後臉上總是充滿笑容，簡直就像彌勒佛一般。因此他現身說法，告訴人們瑜伽對於人格形成與打造強健體魄的作用。鶴治大師大力推廣的是據傳得於夢中的「床上體操」，始於正座、終於正座，具有調節身心平衡作用的瑜伽步驟。

此外，大師遺留下來的譯本更是閱讀瑜伽聖典時的寶貴參考資料，其中簡單明瞭的註解都是經驗智慧的體現。一九八六年，大師八十七歲時就已經預見到新時代的來臨。

大師曾說：「現在，瑜伽相當流行。一時流行亦無妨，但更希望能夠永遠對日本都有幫助。」

誠如這段話，瑜伽不斷地經歷著衰退與風行。不限於日本，瑜伽在全世界傳遞著極大的助益。瑜伽命脈能否延續，關鍵在於我們，亦即在於每一個人的意念。

## 番場一雄 Banba Kazuo（1886年～2003年）

——NHK最熟悉的身影，透過媒體大力推廣瑜伽。

猶如佐保田鶴治大師一派以自己的方式推廣瑜伽活動，番場一雄老師曾於東京增上寺等地開班教授瑜伽，每逢週六就聚集不少大嬸級瑜伽迷，成為最受熟齡女性歡迎的老師。老師穿著游泳褲練瑜伽的照片，還被當作偶像照片般販售，據說許多女性都是對照著照片姿勢練習瑜伽呢！番場老師的活動相當深入媒體，曾於NHK等媒體開設節目，對於推廣瑜伽貢獻卓著。（當時我還不到熟齡，也不是老師的瑜伽迷，只是想更深入地瞭解瑜伽而前往增上寺，因而留下了鮮明的回憶。）

番場老師對於兒童瑜伽也投注相當大心力。他經常說，日本的瑜伽人口至少還能增加一億人，因此不遺餘力地推展教學，希望日本國人都能從事瑜伽活動。

老師中氣十足的一聲「大大地吸——一口氣」，直到現在都還在我的耳邊迴蕩著。現在練習瑜伽時，尤其是結束體式動作時，在課堂上我都會特別說聲「結束體式的呼吸」，希望學員們好好體會一下完成體式後的餘韻與反應。

練習瑜伽的過程中，結束動作比什麼都重要。結束體式後，方能深深地感受到，與生俱來的自然治癒力與能量大量地湧出。

## 沖正弘 Oki Masahiro（1921年～1985年）

### ——傳授獨特的瑜伽技巧，貫徹道場模式。

雖然時代不停演變，但沖正弘大師可說是能在日本瑜伽史上留名千古的重要人物！

大師將自己創立的瑜伽稱為「沖道瑜伽」，傳授的是非常獨特的瑜伽技巧。他是一位充滿獨特風格，特別針對身心改造、強化精神力、矯正身體歪斜、增進視力等，希望能徹底鍛鍊人們毅力的瑜伽大師。

大師堅持以道場形式弘揚瑜伽。位於靜岡縣、三島地區的瑜伽道場，皆採集體住宿方式，而且是不分男女，以「雜魚寢」方式合宿。沖道瑜伽雖可在文化中心等地傳授，但必須前往道場才能聽到沖大師的解說，接受沖大師的指導。

道場規定非常嚴格，辦理集體住宿手續之際，必須繳清所有費用。原因在於，學員們可能因為受不了嚴格的訓練而逃跑。

三十多年前，我也曾前往三島地區的沖道瑜伽道場學習。早上課程由馬拉松開始，跑完後沖澡，吃早餐，然後繼續接受嚴格的訓練。嚴格訓練的背後是深切的關愛。當年受教於大師時被他以竹刀拍打過，同時卻也感受到那份愛之深、責之切的關愛心情。

因為那份濃濃的關愛之情，沖老師培養出來的指導者各個優秀，可謂人才輩出。

目前依然活躍於瑜伽界的龍村修老師就是其中之一。龍村老師剛進道場時，是以研修生身分入住道場，跟隨在大師身邊學習。（前幾天是我與龍村老師闊別幾十年後第一次重逢。我將在老師開設的瑜伽教室裡擔任講師。）

提倡斷捨離而風靡一時的山下英子，也曾學過沖道瑜伽。如今被譽為Yogmata（瑜伽之母），多方付出愛的力量的聖者相川圭子老師，也出身於沖道瑜伽。相對於相川老師過去從事瑜伽舞蹈等指導工作時，現今予人的印象已稍有不同。沖道瑜伽出身的內藤景代，則是直至現今都還在鑽研瑜伽的老師。內藤老

師的著作《こんにちは私のヨガ》（實業之日本社刊），是我非常喜歡，能夠幫助女性朋友更順利邁入瑜伽世界的書籍之一。

## 藤田鳳子 Fujita Hoko（不詳）

### ——極少現身公開場合的盲眼瑜伽指導者。

藤田鳳子老師是一位盲眼的瑜伽指導老師。藤田老師由於不太方便出現公眾場合，總是默默地傳授著瑜伽的本質。是一位姿態優雅，話語凜然，充滿渲染力的瑜伽傳道者。

我很慶幸自己能夠在老師的家裡接受老師的指導。

藤田老師在戰後不久前往印度，因為太激烈的苦行而失去了視力。但卻擁有以非肉眼的眼睛看透一切的能力，是一位凜然言詞中含帶真理的瑜伽大師。老師的瑜伽指導方式是，只需靜靜地躺著，遵從指示朝著細部，以最清淨的意識，觀察身心的高階瑜伽覺醒睡眠法。

一九七〇年代老師就針對人類說過這麼一段話。

「其實，許多人已經出現身體僵硬、呼吸紊亂的現象。缺乏平靜的心理狀態，使肌肉感到無比緊張而無謂地消耗著能量，致使肉體上出現慢性疲勞。人若擺脫不了外界瑣事的糾纏，就很容易出現焦慮、不安心情。

練習瑜伽，將呼吸調節得更順暢，身心自然能漸漸放鬆，覺察力也變得更敏銳，更容易掌握人的立場。練習瑜伽即可使人變得更堅強、更溫暖、更豐富、更溫柔。」

另外，還有一句話直到現在都還深深地留在我心中。

「成為像五月鯉魚旗一般的人吧！」

是的，瑜伽不會騙人。希望每個人都能懷著寬容的心，身體裡不要積存多餘的事物，隨時都能過得清心又自在。

藤田老師經常說練瑜伽的人通常都很會做菜。做菜和瑜伽能搭得上關係嗎？乍聽之下你或許會感到疑惑，但其本意是指當生命之氣順暢地流到手指尖，以那雙手與那份心做出來的菜當然好吃。從老師那裡，我學到了許多**破除瑜伽既有概念的創意構想**。老師的優雅身影，直至現今都還深深地烙印在我的腦海裡。

## 廣池明子 Hiroike Akiko（1919年～2007年）

——在文化中心等地推廣瑜伽活動。

作家廣池明子老師，因習練瑜伽而成功克服疾病。

老師個性天真浪漫，見到第一次來上課的學員總是會問：「你是哪裡不舒服嗎？」「是嗎？那沒關係。」「一定會好起來的。」非常努力地指導著學員們，樂於解除人們的病痛之苦。

我曾不期而遇地與老師搭同一班飛機前往印度。老師是團體前往，該團體成員身上都穿著紫色T恤，在機場裡顯得格外醒目。老師坐頭等艙，隨行人員往來於經濟艙與老師座位之間傳達訊息的情形，至今還留在我的回憶中。我與老師雖然只交談過一次，依然能夠深深地感受到老師深愛瑜伽，想推廣瑜伽活動的心情。目前亦有不少弟子傳承著廣池瑜伽，活躍於日本全國各地。

## 綿本昇 Watamoto Noboru（1935年～2004年）

——擁有瑜伽練習場，以獨特的方式傳承瑜伽。

這位是目前非常活躍推廣「動力瑜伽」的綿本彰老師的父親。綿本昇是當時相當罕見，擁有自己的瑜伽練習場的瑜伽老師。練習場位於東京日本橋，場內擺放著當時看起來有點奇怪的東西，那就是毛毯。現在的瑜伽教室裡，通常都會有瑜伽抱枕或瑜伽繩等一大堆輔具，但在當時連瑜伽墊都還沒有人使用，學員上課時只帶著大毛巾。而在那個時代，綿本老師的道場裡就已經有毛毯了。那是練習瑜伽最後階段進行「攤屍式」時，讓學員們蓋在身上保暖用的。老師的催眠療法造詣相當深厚，進行「攤屍式」時，都會運用到催眠技巧。因此攤屍式時間會稍微長一點，學員身上蓋著毛毯才不會著涼。

完成瑜伽體式後，學員們總是快速地跑到道場後方堆放毛毯的位置，各拿一條毛毯就往地上一躺，身上裹著毛毯，就像準備睡覺一樣。這是其他瑜伽場所看不到的情景。現今，彰老師的兄長開了一家日本數一數二的瑜伽墊公司，或許就是為了傳承昇老師運用瑜伽用品的理念吧！

綿本昇是令人懷念的瑜伽大師。而且，大師還為我們留下了「彰老師」這份寶貴的資產。

## 田原豐道 Hodo Tahara（1925年～）

——直到現在都還在工作崗位上，致力於推廣居家瑜伽健身活動。

田原豐道原本是日語老師，因此特別重視用字遣詞。

「梵咒」不只是印度獨有，聖德太子於《十七條憲法》開頭也會唱誦。

老師說，那是因為「聖德太子是日本瑜伽的開拓者」。法隆寺的夢想殿堂，就是夢殿。對聖德太子而言，那座夢殿就是冥想的場所，《十七條憲法》即和之心，也是瑜伽之心。不管別人怎麼說，老師一直都非常重視在瑜伽活動中唱誦《十七條憲法》。

「妳能不能當我雜誌裡的瑜伽專欄模特兒呢？」有一次老師這麼問我，我趕忙說：「好，我一定會確實地完成任務。」沒想到老師卻說：「不不，不需要那麼拚命，盡力做好就好。」一直到現在，這句話仍然讓我受益良多。有幸在老師著作與DVD裡擔任動作示範，也令我衷心感謝。老師將曾經出現在佐保田大師夢境中的「床上體操（※註）」瑜伽流程，稱作「床上的手印」，彙整成在家就能進行、任何人都能習練的步驟，命名為「居家瑜伽」，並順利地推廣，教育後進人才輩出，培養出成瀨貴良老師等擅長瑜伽哲學的卓越人士。

（※註）床上體操：每天早上起床後在床鋪上作的簡易體操。

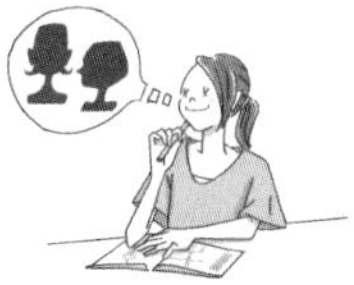

### 向大師們學瑜伽

# 遇見瑜伽大師

## ——世界各國——

將視野稍稍轉移到國外吧！

我還是決定從我師父之一的斯瓦米・薩吉達南達（Swami Satchidananda）開始介紹起。薩吉達南達師父是印度人，但長期在美國傳授瑜伽，對瑜伽的研究非常廣泛，不執著於特定流派，提倡瑜伽就存在於生活中的方方面面，並名之為「整體瑜伽（Integral Yoga）」，傳達生活本身就是瑜伽的理念。

整體瑜伽起源於印度瑞詩凱詩（Rishkesh）小鎮的斯瓦米・悉瓦南達大師（Swami Sivananda，1887年～1963年）。悉瓦南達大師原本是醫生。醫生能夠為人治病，但重點是，醫生不能像拔除棘刺一般，單純地治療疾病。必須從病人的心理等層面，深入地瞭解人生與生命的本質。

本單元將以薩吉達南達大師為首，先介紹偉大的悉瓦南達大師的四大弟子。他們都是肩負重責大任，將印度的精神傳入歐美各國的重要人物。現在的日本瑜伽受美國方面的影響相當大，若想探討歐美國家的瑜伽，絕對不能錯過這四位老師。

## 斯瓦米・薩吉達南達 Swami Satchidananda（1914年～2002年）

——將瑜伽應用在日常生活並積極地推廣。

悉瓦南達大師的四大卓越弟子之一。薩吉達南達師父總是以非常獨特的觀點，將電視的內容或日常生活中發生的事情，連結到瑜伽上，非常廣泛地將瑜伽運用在生活各方面並積極地推廣。老師名字源自於真我的本性——Sat意為存在，chid意為智慧，ananda意為喜樂。

師父將自己領悟的瑜伽命名為「整體瑜伽」，認為打掃也是瑜伽，求學也是瑜伽，耕田、做飯都是瑜伽。向日常瑣事學習才是瑜伽的真諦。師父道場的洗手間裡都吊掛著浣腸器，努力地淨化著體內，清楚地闡述著生活本身就是瑜伽的道理。

我四十歲以後才前往師父位於美國巴爾的摩的道場，取得瑜伽指導者的資格。師父所提倡的正是我理想中的瑜伽。在那裡我學到了如何不忘玩心與幽默感，令人興味盎然地練習瑜伽。學成後，師父對我說：「回日本後，成為『瑜伽戰士』吧！」師父話語中充滿著不管多痛苦、多辛苦都不能退卻，必須懷著不屈不撓精神的意涵。此外，師父還授與我Daya Machico的瑜伽名。Daya意思是「慈悲」。

師父於二〇〇二年與世長辭，但直到現在，他在我的心中依然像太陽般閃耀，冥想時我還是使用著師父賜給我的梵咒。尤其在聖誕節時期，我都會想起師父的住處。師父在世時，住在一年到頭都掛著聖誕節裝飾的家裡。可能因為他的形貌像極了聖誕老公公吧！

經由師父的言傳身教，我也認為瑜伽與日常生活是分不開的，應將瑜伽融入自己的生活型態。瑜伽並非遙不可及之物。與其以結果論來思考眼前的事情，不如把當前辦得到的事情做到百分之百，才能稱之為瑜伽。

師父所寫的Integral Yoga（《整體瑜伽》），是他以非常獨特的觀點剖析《瑜伽經》的談話所彙整而成，非常推薦閱讀。連令人頭疼的難題都能當作理所當然的事情，懷著理所當然的心態去處理，具備這種聰明才智的人，才能瞭解宇宙的真理。

## 斯瓦米・慈達南達 Swami Chidananda（1916年～2008年）

——即便在日本也推廣著悉瓦南達流的瑜伽。

悉瓦南達大師的四大弟子之一，守護著悉瓦南達大師設於印度瑞詩凱詩的瑜伽團體「印度聖潔生命會」（DLS）。一邊闡述瑜伽之道，一邊以飲食為首，要求自己從事非常嚴苛的修行。我很榮幸，無論在日本或印度都得以面見大師。悉瓦南達大師親臨日本指導之時，係由日本九州的大分DLS支部主辦。該活動中心人物川端篤，曾數度邀請悉瓦南達大師來到日本。我在造訪印度瑞詩凱詩的悉瓦南達道場時，也與大師見過面，在大師的梵咒彙整成日語小冊子時，曾盡過綿薄之力。

## 斯瓦米・薩特亞南達

Swami Satyananda（1923年～2009年）

——融合了Swara Yoga等瑜伽法門，將瑜伽的美好傳達到全世界。

悉瓦南達大師的四大弟子之一。他刻意將道場設置在印度最貧窮的比哈爾（Bihar）地區，並將瑜伽精髓由此傳遞到世界各地。最有趣的是，大師倡導的法門融合了極為重視呼吸的「斯瓦拉瑜伽」（Swara Yoga）。只要仔細觀察單純由左、右側鼻孔進出的氣息流動狀況，就能漸漸看出各種情況。他深入剖析拜日式，將各種瑜伽體式的意涵與梵咒說明彙整成冊。另外，大師也結合了「譚崔瑜伽」（Tantra Yoga）等，深入瞭解循環系統、消化系統疾病與瑜伽體位法的關係，依據患者的症狀，分別提出瑜伽相關建議，發展出現在所謂的瑜伽療法。或許因為大師的師父悉瓦南達原本是位醫生，因此他也繼承了師父的衣缽吧！

澳洲等地的薩特亞南達道場曾經盛況空前，但我並未直接在那裡聆聽過教法，而是在印度與澳洲的「比哈爾瑜伽學院」學習了每個瑜伽修行者都知道的拜日式與脈輪的關係，以及相應梵咒的真諦等。

## 斯瓦米・毗濕奴・帝維南達 Swami Vishnudevananda（1927年～1993年）

——不遺餘力地將發祥於印度的瑜伽推廣到歐美各國。

悉瓦南達大師的四大弟子之一，活躍於加拿大魁北克等地，將Le Voyage en Inde一書翻譯成世界各國的語言而引起多方關注。

我無緣面見大師，但大師猶如我師，他同樣是在歐美各國推廣瑜伽的重要人物。如今，從美國也發展出了許多的瑜伽運動，這要歸功於將印度的寶貴文化推展到歐美各國的先驅者，他們是孕育出Power Yoga（動力瑜伽）、Celeb Yoga（名人瑜伽）、Acu Yoga、Yin Yoga（陰瑜伽）等各種瑜伽型態的重要根源。

接下來介紹一些與悉瓦南達大師截然不同，但對歐美各國影響也相當深遠的瑜伽前輩。

## 巴關・希瑞・羅傑尼希 Bhagwan Shree Rajneesh（1931年～1990年）

——引人熱議的獨特觀點。

羅傑尼希以生動活潑的舞蹈與哲思，將瑜伽的智慧，從印度普內（Pune）廣泛地傳向全世界。令人遺憾的是，他那毫不設防的思想理念，被誤解為提倡「性自由」，因而被迫必須離開印度。離開印度後，他前往美國奧勒岡，最後又回到印度，真可謂命運多舛，人生坎坷。

受教於羅傑尼希而往來密切、追求瑜伽的人，被稱為「桑雅士」（sannyasin）。一九八〇年代，日本東京荻窪等地區，也能看到身上裹著暗紅色衣服，脖子上掛著羅傑尼希照片的桑雅士。

羅傑尼希以獨特觀點闡述瑜伽真髓的書籍，也很值得一看。我對該理論深深著迷，但並未實地前往道場，只去過東京大岡山或荻窪幾次，欣賞過動態冥想等。直到現在，該冥想方法依然是我的活力泉源。

那是在活動過後才坐下的冥想。起先十五分鐘不停地搖晃、舞動著身體，但沒有規定的步驟與動作，只是不斷地扭動、伸展、彎曲身體，舞動著身體，像在感謝能夠舞動身體這件事。接下來的十五分鐘必須坐著。坐下後，一邊觀想活動過後的身體與呼吸，一邊觀察身體與呼吸調節情形——即「從動感覺靜」。最後十五分鐘則是以「攤屍式」休息。完成整個流程後，更容易感覺身心完全放鬆的幸福圓滿。

羅傑尼希晚年以「奧修」（Osho）之名行世。

## 艾揚格 B.K.S. Iyengar（1918年～2014年）

——艾揚格瑜伽創始人。

目前，艾揚格瑜伽奉行者已遍及全世界，人數高達數百萬。位於印度普內地區的艾揚格瑜伽道場裡，擺滿了瑜伽用具，簡直就像是運動員們的練習場。我曾造訪過該道場，當時艾揚格也挺著大大的肚子在那裡，我暗自想著，那樣的身體還能夠完成體式動作嗎？事實證明我的想法太著於表象，他輕易地完成複雜的動作，讓我看得目瞪口呆。

回想起艾揚格的體型，我發現從前練瑜伽的人體型上都有共同的特徵——雞胸。這是因配合呼吸法，充分地將生命之氣納入體內，練出「額頭冰涼，胸部溫熱，腹部沉穩而熱騰騰」的體型。頭寒足熱的狀態，似乎完全呈現在寬闊豐滿的胸部上。

仔細想想，現在的瑜伽人，體型已經變得大不相同。近來練習瑜伽之人的體型比較多肌肉，連女性都微微地練成倒三角體型。瑜伽體型已經漸漸轉變成運動員類型或比較纖瘦的類型。透過體型檢視一下自己練習瑜伽的目的與結果，說不定能夠有嶄新的發現。

接下來，將概述幾名傳說中的瑜伽傳奇人物。我並未實際見過他們，對他們也沒有深刻生動的回憶，單純只是因為他們對瑜伽界貢獻卓著，希望能為大家稍微介紹一下他們的事蹟。

## 奧羅賓多．高士 Aurobindo Ghose（1872年～1950年）

高士曾計畫於印度南部打造理想都市。積極提倡「整體瑜伽」。這個「整體瑜伽」，名稱雖與薩吉達南達大師倡導者相同，但兩種瑜伽的進行方式截然不同。

## 拉瑪那・馬哈希 Ramana Maharshi（1879年～1950年）

以阿魯納恰拉（Arunachala）山為師，傳授瑜伽的智慧。他的教法被稱為「智慧瑜伽」（Jnana Yoga），極力地探索「我是誰」。我曾造訪過阿魯納恰拉山的道場，山上棲息著孔雀，是一個大自然相當富饒的地方。

## 帕拉宏撒・尤迦南達 Paramahansa Yogananda（1893年～1952年）

《一個瑜伽行者的自傳》（森北出版）的作者。書中記載了許多尤迦南達的瑜伽體會與經歷。尤迦南達的老師聖尤地斯瓦爾（Sri Yukteswar）的對話，至今還留在我心中。

「你讀過《博伽梵歌》嗎？」被問到這個問題時，聖尤地斯瓦爾回答道：「我的眼與心閱覽過，但我還不懂。」

由於身處「馬上就能擁有、用過就能拋棄」的世代，更能看出物質與事情的真髓，這是相當發人深省的一句話，人生也可能因為這句話而更閃耀。順便一提，對我而言，引導我邁向瑜伽與阿育吠陀醫學之路的，就是《博伽梵歌》。

蘋果公司創始人史帝夫・賈伯斯（Steve Jobs）下載的唯一一本電子書，就是《一個瑜伽行者的自傳》，最近也引發熱烈討論，甚至拍成了電影。既然提到了賈伯斯，那接著就來介紹拉姆・達斯吧！

## 拉姆・達斯 Ram Dass（1931年～）

一九三一年生於美國波士頓，原為哈佛大學心理學系教授。一九六〇年代後期前往印度，遇見尼姆・卡洛里・巴巴（Neem Karoli Baba），累積了精神面的訓練經驗。從印度回到美國後，他撰寫了Be Here Now，影響無數年輕人，還被嬉皮族奉為聖典，點燃了美國瑜伽熱潮。Be Here Now也是賈伯斯學生時代就非常喜愛的書籍。

## 斯瓦米．維韋卡南達 Swami Vivekananda（1863年～1902年）

特別安排在本章節最後介紹的是維韋卡南達。說到將瑜伽發揚光大，由印度推向世界的最大功臣，非維韋卡南達莫屬。

為了宣揚聖者拉瑪克里斯納（Ramakrishna）的教法，他於一九八三年九月十一日，出席世界宗教總會第一次會議，其堅毅的態度與淵博的瑜伽哲學知識，被宗教家們稱讚「瑜伽是超越所有宗教的卓越教法」，因而聲名遠播，可說是奠定了瑜伽迅速推廣至全世界的重要里程碑。說起來有點諷刺且離奇的是，宗教會議偏偏定在九一一……令我深深感覺到，宗教藩籬之厚不是那麼輕易就能跨越。

維韋卡南達身後留下了《勝王瑜伽》（Raja Yoga）、《行動瑜伽》（Karma Yoga）、《至善瑜伽》（Bhakti Yoga）、《知識瑜伽》（Gyana Yoga）四部著作。

對瑜伽界而言，本書介紹的瑜伽傳奇人物只是其中一小部分。

重點是明白瑜伽歷史淵遠流長，值得我們學習的對象，不只是我們心目中的瑜伽界老師們。

在如此悠久的歷史長河中，終其一生奉獻於瑜伽的老師們大有人在，希望往後大家都能夠更加珍惜，更努力地習練瑜伽。

接下來我想再介紹一位瑜伽傳奇人物的生存智慧，那就是達塔特雷亞（Dattatreya）。

達塔特雷亞無師自通，向大地學習忍耐，向水學習柔軟，尊自然界的所有事物為師。這是傳承哈達瑜伽傳統的我們，最值得學習的態度。

哈達瑜伽的體式幾乎都是源自於自然界。就像透過山式，讓身心獲得高山的雄偉氣度與屹立不搖的精神。從這裡就能看出，潛藏於看似平凡無奇的瑜伽體式中的非凡意涵。

今後，希望你也能夠繼續努力，把這些了不起的瑜伽傳奇人物留下來的無形資產，一代代地傳承下去！

# 後記

已經是好幾十年前的事情了吧……（相較於過去的陳年往事，最近，我總是將意識集中在「當下」，積極地度過每一天。）我並不是罹患了健忘症，可別為我擔心喔！

「一定會開悟的！」我曾經異想天開地，一個人躲到印度的深山裡長達一個月。事實上，我從小體弱多病。「這孩子可能活不過二十歲。」或許是與一直在這種說法的陰影下長大有關，小時候我曾想過「死到底是怎麼一回事」、「死了以後到底會怎樣」，覺得自己好像墜入了黑暗深淵中而感到無比驚恐。我就是在這樣的心境下，碰到了一些不可思議的事情與印度的教法。當把意識擺在有趣的事情上時，能量就會朝著那件事匯聚，人就會遭遇到自己意識的事情，或碰到需要去解開答案的問題。

一個二十來歲的女孩，為了開悟，隻身前往印度。

這樣的舉動，現在回想起來，都還覺得很荒唐，連自己都差一點笑了出來。但當時我是經過很嚴肅、真的非常認真的思考過後才行動。到了印度之後，我非常積極地投入冥想。日子一天天過去，有一天，我竟然發現彷彿有一道光，從我的頭頂上「穿過」我的身體中心。當時，我心中一閃過──「這就是開悟」。當時的感覺，就像是過去閱讀瑜伽聖典等典籍，透徹瞭解其中真理時的豁然開朗。但其實才經過短短的一個月，而且是在完全沒有Guru（導師）的狀況下，想要開悟應該不太可能吧？不過那時候，我已經神清氣爽地離開了印度。

接下來是回到日本機場後發生的事情。我碰到一個人朝著我以及身旁的人撞了過來。「撞到人，就該向人家說聲抱歉呀。」當時，我想都沒想就出現這種感覺。

咦，我難道是開悟了嗎？不不，應該是在遠離塵囂的印度山野中住過一段時間，心情變得更沉穩、更安定而已。看事情不會再一直鑽牛角尖罷了。但現在來說，當時的淡然自省根本是笑話一樁。

不過，當時我腦海中曾閃過一個念頭：「是的，往後我必須待在日本，而且是待在每天都喧囂擾攘的大都會裡，我必須找一條讓自己的心靈完全靜下來，能夠快快樂樂，過得精神奕奕，確實地活在『當下』的道路。Urban Yoga（都會瑜伽）之路，那就是我該走的路。」

打定主意後，我遇見了薩吉達南達師父，並在師父的教導下學習「整體瑜伽」。

薩吉達南達師父的教導淺顯易懂。直到現在我還經常想起，師父總是從「昨天在電視上看到那個」之類的輕鬆話題開始聊起，話題愈來愈引人入勝，在不知不覺之中引導入瑜伽最精髓的部分。

從見到看著電視又哭又笑的人，到包容對方、肯定對方，接著又導向瑜伽的本質……師父真的非常了不起。從師父那裡學到的輕盈、重視近距離觀察、莫忘笑容等生活態度，都包含在我的瑜伽教學裡，成為我人生中的重要方針與理想。

現在，我將瑜伽與阿育吠陀醫學融合在一起，擬定了在家庭、工作上都能夠運用，每天都能精神奕奕地生活的計畫與講義，進而導引出每一個人與生俱來的潛能。希望這些努力都能化為助力，讓人生過得更精采、更燦爛。

這是遇見師父，明確瞭解自己的使命後的最大改變。
具體而言，我漸漸地以古印度智慧為基礎，提出最適合現代人的方法。要求現代人去過古印度人的生活根本毫無意義。但古印度的教法，包括「吠陀」，確實能夠促使人們去發現到自我人生的軸心，也就是自我的理想狀態。
我總是這麼期盼著——習練瑜伽的人，與其嚴格規範、勉強自己、眉頭緊皺、痛苦地操練，不如面帶笑容，享受瑜伽，活在「當下」，讓自己過得更加充實。

日本的瑜伽熱潮數度面臨危機，其中最大的因素，應該是奧姆真理教引發的地下鐵沙林毒氣事件。「瑜伽是邪門歪道，是迷信、騙人的玩意。即便不是，至少也是鼓吹人們做出反社會性行動的團體。」這種印象已經深深烙印在日本人的內心。
這種印象對於逐漸扎根日本的瑜伽造成非常嚴重的打擊，雖然已經過了好長的一段時間，一談到瑜伽，還是可能遭到周邊人等的白眼對待。最後是在瑜伽相關人士的多方努力下，在許多人盡心盡力的維護下，瑜伽在日本才有今天的榮景。但是既成的損害並未完全消失。瑜伽太過虛幻的目標，根本與「當下」的社會脫節，這也是事實。

《瑜伽經》中有一段話：

「真我是看似同化後的種種心理狀態。」

印度德蕾莎修女（Mother Teresa）說得更為明確：

「注意自己的想法吧！因為總有一天會成為言詞。
注意自己的言詞吧！因為總有一天會成為行動。
注意自己的行動吧！因為總有一天會成為習慣。
注意自己的習慣吧！因為總有一天會成為個性。
注意自己的個性吧！因為總有一天會成為命運。」

從事瑜伽活動，並不是想成為遠離俗世的超人，而是生活在社會中，不盲目追求流行，秉持自己的風格。其次，進行瑜伽時必須重視思考，思考必須著重現實。思考取決於關心的事物。到底該關心什麼？完全由你的思想決定，這也決定了你的人生。

**那麼，瑜伽到底能夠讓你的人生過得多麼幸福呢？**

這件事完全取決於你的想法。

請大方地接受這份美妙的文化遺產——瑜伽，讓自己的人生過得更幸福、更快樂。瑜伽是能讓你過得更幸福快樂的最大關鍵。瑜伽將成為你傳播幸福，讓身邊的人都過得更幸福快樂的絕佳溝通工具。

最後，衷心期盼閱讀本書的你，能夠過著幸福快樂又充實的瑜伽生活。

２０１６年　10月　西川真知子

體式索引①

# 對應體質的體式索引

→關於體質能量過剩之影響，請參見「參考資料①」、本文P19。



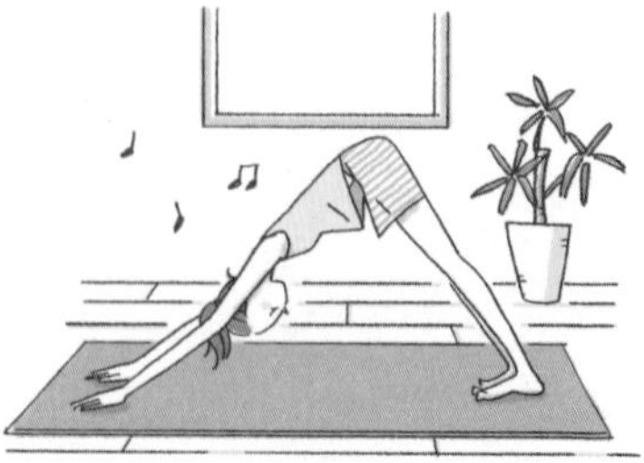

# 對應脈輪的體式索引

→關於脈輪失調之影響，請參見「參考資料②」、本文P24。

### 第一脈輪關連體式

**以納入大地能量為主**



### 第二脈輪關連體式

**以促進生命之氣流通，改善浮腫現象為主**



### 第三脈輪關連體式

**以扭轉、刺激消化系統為主**



### 第四脈輪關連體式

**以促進心臟與手部活動為主**



### 第五脈輪關連體式

**以調節喉部不適為主**



### 第六脈輪關連體式

**針對眼睛與神經系統，以提升直觀力為主**



### 第七脈輪關連體式

**以刺激頭頂部，恢復慢性疲勞為主**

體式索引③

# 梵文名稱索引

## 用語索引

# 参考文献

※日文書名下方（）內為中文暫譯書名

アーユルヴェーダ・ヨーガ インストラクターコース テキスト（阿育吠陀師資培訓課程 講義）

《ヨーガ全書（瑜伽全書）》（池田書店）古川咲子著

《ヨーガ根本教典（瑜伽根本教典）》新装版第24刷（平河出版社）佐保田鶴治譯

《続・ヨーガ根本教典（續編・瑜伽根本教典）》新装版第12刷（平河出版社）佐保田鶴治譯

《神の詩 バガヴァッド・ギーター（神之詩 博伽梵歌）》電子版第1版（TAO LAB BOOKS）田中嫺玉譯

《インテグラル・ヨーガ（整體瑜伽）》（めるくまーる）斯瓦米・薩吉達南達著 伊藤久子譯

《あるヨギの自叙伝（一個瑜伽行者的自傳）》（森北出版）帕拉宏撒・尤迦南達著

《Yogini（女性瑜伽行者）Vol.48（EI MOOK3199）》（枻出版社）

《これ1冊できちんとわかるアーユルヴェーダ（簡單明瞭一本就能看懂阿育吠陀）》（MYNAVI出版）西川真知子著

《やさしくわかるアーユルヴェーダアロマテラピー（超簡單阿育吠陀芳香療法）》（MYNAVI出版）西川真知子著

《これ1冊できちんとわかるヨガ（簡單明瞭一本就能看懂瑜伽）》（MYNAVI出版）綿本YOGA STUDIO RIE監修

## 作者介紹

# 西川真知子

Nisikawa・Machiko

＊（株）Zero Site董事長
＊日本自然療法中心（Natural Healing Center）負責人
＊西川真知子阿育吠陀研究所負責人
＊（一社）阿育吠陀美容醫療協會常務理事
＊（一社）日本Pastel Shine Art協會副代表
＊（一社）日本阿育吠陀學會評議委員
＊內閣府NPO日本阿育吠陀協會理事
＊日本西藏研究會理事　ふるさと電視臺顧問

生於日本神奈川縣。經歷上智大學外國語學部英語學科學習後，畢業於佛教大學。第24屆橫濱小姐。
幼年時期體弱多病，曾以自然療法克服疾病。大學時期走訪印度、美國等國家，開始接觸瑜伽與自然療法。
以豐富的歷練和研究成果，弘揚「日本特有的阿育吠陀醫學」理念，提出體質別健康美容法，構築獨特的簡單生活習慣改善計畫。
除擔任健康美容顧問，從事商品開發等工作之外，每日積極參與演講、講座等活動。因演講與講座中提出的獨特理念而廣獲好評。
著作˙共同著作有《インドの生命科学 アーユルヴェーダ（印度的生命科學阿育吠陀）》（農山漁村文化協會）、《アーユルヴェーダ実践BOOK（阿育吠陀實踐BOOK）》（地球丸）等三十餘冊。

日本自然療法中心官方網頁
http://jnhc.co.jp/

日本自然療法中心官方Facebook
https://www.facebook.com/zhuzerosaitoriBennachuraruhiringusenta/

西川真知子官方部落格
http://jnhc.exblog.jp/

SMART LIVING養身健康觀 129

# 瑜伽體位法不只是做動作！

從瑜伽典籍＆印度哲學，
深入瞭解調合身心靈的脈輪理論+阿育吠陀醫學，
精進瑜伽的自我療癒之道。

作　　者／西川真知子
審　　定／李郁清
翻　　譯／林麗秀
發 行 人／詹慶和
執行編輯／陳姿伶
特約編輯／黃建勳
編　　輯／蔡毓玲・劉蕙寧・黃璟安・陳昕儀
執行美術／韓欣恬
美術編輯／陳麗娜・周盈汝
出 版 者／養沛文化館
發 行 者／雅書堂文化事業有限公司
郵政劃撥帳號／18225950
戶　　名／雅書堂文化事業有限公司
地　　址／220新北市板橋區板新路206號3樓
電子信箱／elegant.books@msa.hinet.net
電　　話／（02）8952-4078
傳　　真／（02）8952-4084

2020年5月初版一刷　定價450元



國家圖書館出版品預行編目資料

瑜伽體位法不只是做動作！ 從瑜伽典籍＆印度哲學，深入瞭解調合身心靈的脈輪理論＋阿育吠陀醫學，精進瑜伽的自我療癒之道。 / 西川真知子著；林麗秀翻譯.
-- 初版. -- 新北市：養沛文化館出版：雅書堂文化發行, 2020.05
　面；　公分. -- (SMART LIVING養身健康觀；129)
ISBN 978-986-5665-82-1(平裝)

1.瑜伽 2.健康法

411.15　　109004454

Staff　日文原書製作團隊

裝訂設計／小口翔平・上坊菜々子（tobufune）
本文設計／二ノ宮匡
插畫／小野寺美恵
企劃・編輯／成田晴香・庄司美穂（MYNAVI出版）

經銷／易可數位行銷股份有限公司
地址／新北市新店區寶橋路235巷6弄3號5樓
電話／（02）8911-0825